Gesundheit fast zum Nulltarif

von
Gisela Friebel

Ariane Verlag

Die Deutsche Bibliothek – CIP-Einheitsaufnahme

Friebel, Gisela:
Gesundheit fast zum Nulltarif / von Gisela Friebel. –
5. Aufl., 86.–125. Tsd. – Königstein : Ariane-Verl., 1995
ISBN 3-929960-06-0

1. Auflage – 1991
2. Auflage 10001– 20000 – 1992
3. Auflage 20001– 45000 – 1993
4. Auflage 46000– 85000 – 1994
5. Auflage 86000–125000 – 1995

Gesamtherstellung: Ebner Ulm
Umschlag: Monika Mulzer-Adam
ISBN 3-929960-06-0
Printed in Germany

Dieses Buch widme ich zwei
lieben Menschen, die mir stets
Rat und Hilfe gewähren,
wenn ich sie benötige.

Herrn
Dr. med. Michael Worlitschek, Waldkirchen,

Herrn
Dr. rer. nat. Fritz Balzer, Amönau

Der Gesunde vergeudet, denn er wird durch nichts gemahnt. Erst der Kranke wird weise, sparsam, nachdem es ihm nichts mehr nützt zu sparen, da er total verarmt ist. Als Gesunder die Weisheit des Erkrankten haben, da könnte man in die Sterne wachsen.
Gesundheit ist eine „Gnade des Himmels".
Des Himmels Gnadengeschenk „Gesundheit" will verdient sein durch unendliche Opfer.
Bringe sie, Mensch, freudigen Herzens: Gottes Gnade ist unerschöpflich für die, die sich beherrschen.
Peter Altenberg.

Vorwort
Skepsis und Realität

Als Mensch und besonders auch als Mediziner tut man nicht verkehrt daran, Überliefertes und Erlerntes sowie Zeitströmungen immer wieder mit den Maßstäben der Realität zu messen, um Irrungen und Fehlentscheidungen sowie fragliche Lebensphilosophien und Therapieentscheidungen zu vermeiden.

Gesellschaftliche Strömungen, denen wir ausgesetzt sind, produzieren unter dem Deckmantel von Freiheit und Selbstverwirklichung eher eine fragwürdige Tendenz zur Ellbogenmentalität, Selbstbedienung aus allen Töpfen der Gesellschaft bis hin zur extremen Genußsucht. Die Verantwortlichkeit des einzelnen Menschen für die Gesellschaft wird kaum noch gesehen. Hilfs- und Kompromißbereitschaft bleiben auf der Strecke und bewirken auf vielerlei Ebenen Isolierungstendenzen und Verwahrlosungserscheinungen, die in Mißachtung von Ideen, Gemeinschaftseigentum und der hemmungslosen Verfolgung egoistischer Interessen ihre Realisation erfahren.

In der Medizin sind viele Weichen nicht minder verkehrt gestellt. Die Behandlungen mit Antibiotika, Rheumaschmerzmitteln und Strahlen- und Chemotherapie sind scheinbar richtig und doch verkehrt.

So erscheint jede natürliche Behandlungsmaßnahme, von der Ernährungstherapie angefangen bis über die vielen biologischen Therapiemöglichkeiten, als nachdenkenswerte Alternative.

Daß es auch hier viele überzogene Vorstellungen und **ver-rückte** Sichtweisen gibt, zeigt der Alltag.

So erscheint die heute praktizierte „Vollwertkost“ scheinbar sinnvoll und beinhaltet doch verdammt viele Tücken! Auch auf dieser Ebene bleibt vieles hinterfragenswert. Überbewertungen und Übernahme von Fehlern bewirken viele Enttäuschungen. Von vie-

len Behandlungsmöglichkeiten im Bereich der biologischen Medizin mußte ich aufgrund eigener Erfahrungen erhebliche Abstriche machen, bei anderen waren die Erfolgschancen wiederum unterbewertet.
So war ich den erfolgreichen Therapieberichten mit dem Lebensmittel „Brottrunk" gegenüber eher skeptisch eingestellt. Meine Skepsis wich im Laufe der Zeit folgender Erkenntnis: Die Möglichkeit, leicht resorbierbare Vitalstoffe (Vitamine, Spurenelemente, Enzyme) in Form von vergorenem Getreide als Brottrunk zu sich zu nehmen, führt zu erstaunlichen Reaktionen bei verschiedenen Erkrankungen.
Doch lesen Sie selbst.
Rheine, im Mai 1991
Dr. med. Klaus – Ulrich Hoffmann

Wie alles begann!

Manchmal geht das Schicksal recht seltsame Wege. Wir bemerken es am Anfang nie.
1985 war für mich ein ereignisreiches Jahr! Zwei Jahre nach meiner schweren Krebserkrankung. Ich hatte gerade mein erstes Sachbuch „Ich habe Krebs! – Na und?" fertiggestellt. Nicht nur, daß ich sogleich von überallher angerufen wurde, seit dieser Zeit ist mein Telefon zum Krebssorgentelefon erhoben worden und ich durfte auch Vorträge mit einem Arzt zusammen halten.
Ich lernte Rudolf Breuss kennen. Rudolf Breuss hat als einfacher Mann vor vielen Jahren ein besonderes Heilfasten für Krebskranke herausgearbeitet. Mein Mitstreiter Dr. Hoffmann und ich fuhren eines Tages zu ihm, um unser Wissen darüber zu vervollständigen. Auf der Rückfahrt fragte mich Dr. Hoffmann, ob ich Interesse hätte, im November nach Baden-Baden mitzukommen. Dort wäre ein biologischer Ärztekongreß. Ich könne dort noch sehr viel lernen. Sollten wir auch in Zukunft noch zusammen Vorträge halten, wäre das bestimmt nicht schlecht.
Natürlich wollte ich!
So landete ich also in Baden-Baden bei den Naturärzten.
Hier wiederum erhielt ich Besuch von meinem Verleger aus Rastatt. Dr. Hoffmann interessierte sich für den Verlag und die Druckkerei. Dr. Greiser, mein Verleger, lud uns ein, ihn am nächsten Tag in seinem Verlag zu besuchen. Er würde uns persönlich herumführen. Was dann auch geschah.
Unten in der Druckerei angekommen – und jetzt kommt der Zufall hinzu –, stolperte ich über einen Berg Bücher auf einer Palette. Ich nahm ein Buch zur Hand und las den Titel: „Getreidesäure – Der lebendige Milchsäuregipfel für Ihr Wohlbefinden" (leider nicht mehr erhältlich).
„Was ist denn das?" fragte ich Dr. Greiser sofort interessiert.
„Davon drucken wir eine ganze Menge. Ich weiß auch nicht, was

es genau beinhaltet. Es ist nur ein Druckauftrag. Übrigens die Firma dürfte gar nicht weit von Münster liegen."
„Darf ich mir ein Buch mitnehmen?"
„Sicher. Dieser Stapel ist nicht abgezählt. Nimm dir nur eins mit."
Dr. Hoffmann wollte kein Buch haben.
Auf dem Buchdeckel war eine Windmühle sowie Brot und Brötchen abgedruckt. Ich steckte es ein und spazierte fröhlich weiter durch die Druckerei.
Später in Baden-Baden verstaute ich es dann in meinem Koffer. Als ich nach einer Woche heimfuhr, hatte ich anderes zu tun, als dieses kleine Buch zu lesen. Ich muß ehrlich gestehen, anfangs hatte ich es sogar völlig vergessen. Irgendwann im März 1986 fing ich dann an es zu lesen und kam dabei aus dem Staunen nicht mehr heraus.
Seit meiner eigenen Erkrankung im Mai 1983 höre ich nicht auf, mir in Sachen Gesundheit alles Wissen anzulesen. Ich selbst habe meinen Krebs besiegt. Wie ich das geschafft habe, können Sie in den Büchern „Ich habe Krebs! – Na und?" und „Ich habe Krebs und lebe noch immer!" nachlesen.
Seit über zwei Jahren suchte ich nach Wissen, wie man gesund wird und bleibt. Die empfohlenen Maßnahmen durften keinerlei Nebenwirkungen aufweisen. Davon hatte ich nämlich die Nase gestrichen voll. Die Chemotherapie hat mich fast ins Grab gebracht.
Was ich also in dem Buch (gegen meine schwere Erkrankung anzukämpfen) las, ließ mich so hochfahren, daß ich sofort zum Telefonhörer griff und die Firma anrief. Ich bekam auch sogleich den Chef persönlich zu sprechen, stellte mich vor – er hatte sogar schon von meinem Buch „Ich habe Krebs! Na und?" gehört. Er hörte sich alles interessiert an und lud mich dann ein, ihn zu besuchen. Das tat ich dann auch mit Freuden.
Mein Mann und ich fuhren also an einem Samstag nach Lünen und wurden von Herrn Kanne und Frau recht freundlich begrüßt. Dann Rundgang durch den Betrieb. Brottrunk, Gärung, Milchsäure, Laktate links/rechtsdrehende Milchsäure, Kwaßgetränk, Säure-Basen-Haushalt, Enzyme und so weiter. Mein Gott, mir

schwirrte der Kopf. Herr Kanne erzählte begeisternd und ausdauernd. Ich versuchte ihm zu folgen, schaffte es auch eine geraume Zeit. Doch dann war ich „zu". Ich nahm einfach nichts mehr auf. Ich konnte mich noch so sehr anstrengen, ich nickte nur noch. Dann fing Herr Kanne auch noch von den Erdstrahlen und deren Gefährlichkeit zu reden an. Davon hatte ich auch schon gehört, doch nur so am Rande. Ich konnte mir kein rechtes Bild davon machen.

Damals war ich noch mehr medizinisch angehaucht. Das war ganz normal. Die Chemo rummelte ja noch in meinem Körper herum. Ich versuchte sie in Schach zu halten, mit Ernährung und vielem mehr. Als ich Herrn Kanne erzählte, daß mich nicht mehr der Krebs ärgern würde, sondern die Chemo, meinte er, das müsse man auf Dauer auch wohl wieder im Griff bekommen. Wenn man erst einmal den Körper richtig entgifte, dann würde er schon sein übriges tun.

Der Brottrunk wird aus speziellen Broten hergestellt. Ganz ohne Chemie. Herr Kanne habe über 30 Jahre daran geforscht, um endlich dieses Produkt herstellen zu können.

Wieder erhielt ich einen Stapel Unterlagen, Kostproben von dem Brottrunk. Dann waren wir entlassen.

Für damalige Verhältnisse schmeckte der Saft einfach zu sauer. Ich trank es eine Weile, fühlte mich anschließend einfach mies und hörte dann wieder damit auf. Warum das so war, werde ich noch ausführlich erklären. Es ist sozusagen das „Markenzeichen".

Mit einem Wort: Die Sache wurde wieder vergessen! Es war ja auch die Zeit, in der ich mich wie ein Bücherwurm durch alte Literatur fraß. Ich schrieb ein zweites Sachbuch und dann noch eins und hatte also eine Menge zu tun, wenn man bedenkt, daß ich nebenbei auch noch Romane schreibe.

Damals hatte ich wohl zu Herrn Kanne gesagt: „Ich finde das einfach toll und möchte etwas darüber schreiben." Das war auch alles. Wie gesagt, ich hatte die Episode sozusagen aus meinem Gedächtnis gestrichen und glaubte es für alle Zeiten getan zu haben.

Dann trat ein zweiter „Zufall" ein.

Wieder war der Ausgangspunkt Baden-Baden.

Neben den vielen Vorträgen, Seminaren und Kursen, die man dort belegen kann, gibt es auch so etwas wie eine biologische Ausstellung. Sie befindet sich in drei Stockwerken in den Gängen des Kongreßgebäudes. In den beiden Jahren davor hatte ich mich auch schon mit einigen Ausstellern angefreundet. Sobald man das Zentrum betritt, sucht man jedesmal seine „Freunde“ auf und freut sich von Herzen, daß man sich jetzt wieder eine Woche sehen darf. Es lag ja immer genau ein Jahr zwischen diesem und dem letzten Treffen.
Ich klapperte also an diesem Tage wieder die Etagen ab. Ich war allein. Dr Hoffmann war nach München gefahren. Ich hatte also sehr, sehr viel Zeit und Muße. Also sagte ich mir: Gehe doch mal nach unten in den Keller. Dort fängst du an und arbeitest dich langsam nach oben. Ich stieg also in den „Keller“ und stand wenige Sekunden später vor einem Kanne-Ausstellungsstand. Er war neu. Die Jahre zuvor hatte er dort noch nicht gestanden. Ich war in der Tat baff! Kanne, sieh mal an, da fielen mir meine „Sünden“ ein. Hatte ich nicht darüber schreiben wollen? Hatte ich mich nicht mehr damit befassen wollen? War das nicht auch eine gute Sache?
Der Stand gefiel mir deswegen schon so gut, weil er aus Kiefernholz gefertigt war. Fast alle anderen Stände im Haus waren entweder weiß, schwarz, Glas oder Stahl. Das Auge ruhte sich direkt aus. Hinter dem Stand befand sich ein Mann. Ich ging sogleich auf ihn zu und sprach ihn an. Zuerst dachte ich, er sei der Sohn von Herrn Kanne.
Es war ein Arzt. Er war dort, um seine Kollegen aufzuklären. Ich stellte mich vor, erzählte ihm auch, daß ich Familie Kanne kennen würde und eigentlich vorgehabt hätte, über den Brottrunk zu schreiben, aber leider noch nicht sehr viel darüber wisse. Und überhaupt, ich hätte auch noch so meine Zweifel. Schließlich befand sich der Brottrunk ja erst seit 1981 auf dem Markt. Ob denn wirklich etwas daran sei, und so weiter. Ich durchlöcherte ihn sogleich mit meinen Fragen.
Dr. Worlitschek, ein Bayer, war wirklich sehr geduldig und humorvoll. Zuerst einmal schenkte er mir ein Gläschen ein.
„Trinken Sie, dann wird es Ihnen in den nächsten Tagen viel besser gehen.“

Von den Jahren zuvor wußte ich, daß der Aufenthalt im Kongreßgebäude ganz schön schlaucht. Neon, Teppiche, keine frische Luft. Man ist, mit einem Wort, energetisch am Ende.
Mit Todesverachtung schüttete ich mir den Trunk in meinen Schlund und war verdutzt, daß er erfrischte. Ich nahm freiwillig noch ein Trünklein zu mir und grinste fröhlich.
„Ich brauch noch eine Menge Informationen, sonst fange ich gar nicht an zu schreiben. Ich bin da sehr pingelig. Vor allen Dingen muß ich es auch kapieren können. Sonst geht es einfach nicht. Ich kann doch nicht eine Sache beschreiben, von der ich nicht mal was kapiere. Also, wie es funktioniert und so weiter."
Der Arzt lächelte fröhlich zurück und meinte: „Dem könne man in der Tat wohl abhelfen."
„Ach ja, und wie? Indem ich jetzt wie ein Pferd täglich hier zur Tränke geführt werde und mich mit dem Brottrunk vollkippe?"
„Das haben Sie gesagt. Aber Spaß beiseite. Wenn Sie also wirklich alles ganz genau wissen wollen, dann kann ich Sie mit dem Chemiker der Firma zusammenbringen."
„Donnerlittchen", murmelte ich. „Das ist wirklich keine schlechte Sache. Der Chemiker muß es ja wohl wissen, nicht wahr?"
„Sollte man meinen."
„Und wo ist dieser Goldjunge?"
„Er kommt heute nach Baden-Baden und bleibt bis morgen."
„Nun, was halten Sie davon, wenn wir heute abend zusammen irgendwohin gehen? Dann könnten wir ausführlich darüber reden?"
„Das ist keine schlechte Idee."
Ich nannte ihm mein Hotel und wir verabredeten uns um 19.00 Uhr. Dann zog ich wieder los. Schließlich mußte ich Vorträge hören. Dazu war ich ja schließlich gekommen.
Abends bei Kongreßschluß flitzte ich in den Keller und wollte wissen, ob es denn jetzt bei dem Treffen bleibe. Der Stand war schon leer. Ich trottete also zum Hotel und dachte: Na, daraus wird ja jetzt wohl nichts mehr.
Nicht denken, Gott wird schon lenken!
Ich setzte mich also mit einem Buch in eine Ecke und wollte zu lesen anfangen, da meldete man mir, es sei Besuch für mich da.

Neben dem Arzt stand jetzt der Chemiker. Hocherfreut, ein tolles Fachwissen ziehen zu können, zog ich also mit den beiden Herren los. Und dann redeten wir und redeten die halbe Nacht durch. Nicht nur über das Kanne-Produkt, sondern auch über meine Erfahrung in Sachen Krebs und vieles mehr. Dr. Balzer, so der Name des Chemikers, war so angetan, daß er spontan beschloß, noch einen Tag zu bleiben. So hatten wir also gründlich Zeit, über alles ausführlich zu reden.
Dr. Worlitschek sollte am übernächsten Vormittag in Sachen Brottrunk ein Seminar halten. Wir waren dazu eingeladen, ihm zu lauschen.
Den Tag darauf verbrachte ich damit, alles über diesen Brottrunk zu erfahren. Es war einfach toll, was ich da an Wissen zog. Jetzt war ich felsenfest davon überzeugt, darüber schreiben zu müssen. Wenn das alles stimmt, dachte ich, dann ist das wirklich eine tolle Sache.
Ich traf auf andere Freunde, Chemiker, Ärzte, und wir beschlossen, den nächsten Abend im größeren Kreis zu verbringen. Alle wollten sie jetzt mehr über den Brottrunk erfahren.
Es wurde ein sehr langer Abend.

Der Vortrag

Der Saal war rammelvoll. Es mußten sogar noch mehr Stühle geholt werden. Dr. Balzer und ich waren ganz hinten im Saal angesiedelt. Wir lauschten andächtig dem Vortrag. So erfuhr ich dann auch, daß der Kanne-Brottrunk an die alte Tradition der Herstellung gesunder, milchsaurer Getränke aus Getreide bzw. Brot an die sogenannte Kwaßherstellung knüpft. Vor allem in Rußland und Estland wurden und werden Kwaßgetränke geschätzt, da sie die Kost bekömmlicher machen, weil sie „herzstärkend" wirken. Noch heute findet man beispielsweise in Moskau Kwaßverkäufer auf offener Straße.

Der Kanne-Brottrunk unterscheidet sich aber in einem ganz wesentlichen Punkt vom Kwaß. Im Kwaß ist neben Milchsäure auch immer Alkohol enthalten. Kwaß wird über eine Kombination von milchsaurer und alkoholischer Gärung gewonnen, entsprechend enthält Kwaß auch immer einen mehr oder weniger großen Anteil an Alkohol.

Der Brottrunk wird hingegen über eine reine Milchsäuregärung hergestellt, er enthält damit keinerlei Alkohol. Diese reine Milchsäuregärung, die für die Herstellung von Kanne-Brottrunk erforderlich ist, ist nicht leicht zu erreichen. Sie gelingt nur mit Sicherheit, wenn als Grundlage für die Herstellung von Brottrunk ein Vollkornbrot zur Verfügung steht, ein Brot, das von Getreide aus biologischem Anbau zubereitet wird. Dieses Vollkornbrot wird über eine Natursauerteigführung hergestellt. Auf der Basis dieses Brotes kann dann über eine weitere Fermentation der Brottrunk gewonnen werden. Die Vollkornbrote sind aus Weizen, Roggen und Hafer.

Neueste Experimente bestätigen die geschichtliche Erfahrung, daß milchsaure Gärungsprodukte uns vor manchen Zivilisationskrankheiten zu schützen vermögen. Vorbeugen ist ja noch immer besser als heilen.

Milchsäure wirkt fäulnishemmend, sie kann Krankheitskeime abtöten. Sie regt vor allen Dingen auch den Stoffwechselprozeß an. Der Fäulnisprozeß im Darmtrakt wird unterbunden. Der zweite Teil dieses Buches befaßt sich ausführlich mit Krankheitsschilderungen.
Aus eigener Erfahrung weiß ich schon recht lange: Wenn der Darm in Ordnung ist, werden auch das Herz und der Kreislauf entlastet. Die Zellatmung wird angeregt. Ist der Stoffwechsel in Ordnung, wirkt sich das auch günstig auf die Hautfunktion aus. Dadurch wird auch die seelische Stimmung erhellt. Dieses haben Dr. Hoffmann und ich ausführlich in unserem gemeinsamen Buch „Nahrung für deine Seele" beschrieben.
Ein kleines Beispiel aus einem Buch aus dem Jahre 1941, Autor ist Richard Kirchhoff, Titel: „Arzneilose Heilung" (leider nicht mehr erhältlich). Kirchhoff schreibt: „Erkrankt einem Blumenliebhaber eine Pflanze, so sucht er die Ursache nicht in den Blättern oder Blüten, trotzdem die Erkrankung nur daran zu erkennen ist, sondern er sucht sie ganz richtig in der Ernährung und vermutet, daß sie ungeeignet ist. Die Erde ist dann meistens durch Zersetzung verdorben. Umpflanzen in andere Erde heilt die Pflanze, wenn sie nicht durch Parasiten erkrankt ist, wohl auch fast immer. Was für die Pflanze die Erde ist, das ist für uns der Darm.
Wirkliche Heilung ist nur durch ausreichende Blutverbesserung möglich. Wir sind nur das Produkt unseres Blutes."
An dieser Tatsache hat sich bis heute nichts geändert.
Wir erfuhren den ganzen Morgen von Dr. Worlitschek viel Wichtiges über den Brottrunk sowie das Fermentgetreide. Es war wirklich ein sehr guter Vortrag. Ich habe über vieles gründlich nachgedacht während dieser Stunden.
Eins wußte ich jetzt mit absoluter Klarheit. Irgendwie hängt der Brottrunk auch mit dem vollen Korn aus biologischem Anbau zusammen. Als Krebspatientin wußte ich aus bitterer Erfahrung, wie wichtig es war, daß ich nur noch gesundes Obst, Gemüse und Korn zu mir nahm.
Brottrunk kann gar nicht hergestellt werden, wenn nicht biologische Körner verwendet werden. Das war also sehr wichtig. Hier

mußte immer das Reine und Natürliche übereinstimmen, erst dann konnte man dieses erfrischende Getränk herstellen.
Dr. Worlitschek erzählte im Rahmen seines Vortrages, wie angenehm und gut es sei, wenn man morgens seinen Tag mit einer Abreibung mit Brottrunk begänne. „Eine leichte Massage der Zehen, der Sehnen, unter den Füßen bis zu den Knöcheln und der Achillessehne. Damit werden die Fußreflexzonen stimuliert und angeregt. Daran anschließend wäscht man das Gesicht mit Brottrunk ab, Nasen-, Ohren- und Nackenpartie. Auch hier eine leichte, vorsichtige Massage."
Also, das hat er heute morgen gemacht, dachte ich schmunzelnd. Er ist ein lebendes Beispiel. Alle Achtung. Er sieht wirklich ganz hervorragend nach dem gestrigen anstrengendem Abend aus.
Das war also im Jahre 1988 gewesen.
Ich hatte sozusagen den Brottrunk wiederentdeckt.
Wieder setzte ich mich mit Herrn Kanne in Verbindung. Er freute sich von Herzen, daß ich mich noch mehr für die Sache begeisterte. In den Jahren war ich ja auch nicht untätig geblieben und hatte mir sehr viel Wissen angelesen. Ich konnte also jetzt richtig mitreden.
Beim nächsten Treffen mit Herrn Kanne konnte ich schon sehr viele Fragen stellen, und ich verstand jetzt auch, was er sagte.
Dann sind nochmals zwei Jahre ins Land gezogen, und ich habe viel Material zusammentragen müssen. Jetzt glaube ich, kann ich mich hinsetzen und Ihnen, lieber Leser, ausführlich erklären, warum dies und jenes so wichtig für uns ist.
Wieder einmal brauchte ich den „Zufall", um weiterzukommen.
Herr Kanne schrieb einmal: „Immer wenn ich nicht mehr weiter wußte, lernte ich plötzlich die richtigen Leute kennen."
Das kenne ich selbst zur Genüge. Man bekommt entweder die richtigen Bücher oder die richtigen Leute „per Zufall".
Neulich las ich einen sehr schönen Satz: „Der Zufall ist das Pseudonym des lieben Gott!"
Auf ihn kann man sich in der Tat immer verlassen.

Lernt die Wissenschaft denn nie aus ihren Fehlern?

Eines habe ich sehr schnell begriffen: Wenn ich den Zusammenhang nicht verstehe, dann bleibe ich auch nicht bei einer Sache, um sie richtig durchzuziehen. So geschah das auch mit dem Brottrunk bei mir persönlich. Ich brauchte erst einmal ein paar Anschubser, und auch dann ließ es auf sich warten, bis es bei mir im Gehirnkasten „rappelte", das heißt, bis ich tatsächlich die Notwendigkeit einsah, wie wichtig der Brottrunk für uns Menschen ist.

Um etwas begreifen zu können, muß man bis an die Wurzel zurückgehen. Das habe ich auch getan. Immer wieder sagten mir die Experten von Kanne-Brottrunk, wie wichtig es sei, daß es biologisches Vollkorn sein muß, um diesen Trunk herzustellen.

Warum?

Um diese Frage zu beantworten, kam mir mal wieder ein sehr altes Buch in die Hände.

Schon 1927 schrieb Bircher-Benner in seinem Buch „Ernährungskrankheiten" folgendes: „Die Ernährungskrankheiten sind vielleicht der größte Würgeengel des Menschengeschlechtes. Die Stellung des Arztes befindet sich auf dem Berührungspunkt zwischen Wissenschaft und Leben." In diesem Buch wird viel vom „Harnsäurebrand" die Rede sein. Später darüber mehr.

Die Wissenschaft hat sich seinerzeit mit der Ernährung beschäftigt und „herausgefunden": „Enthielt eine Nahrung die für nötig erachtete Menge Eiweiß, Fett und Kohlenhydrate und die als Verbrennungswärme (Kalorien) berechnete Betriebskraft im Überschuß, so galt sie als Vollnahrung. Der Gehalt der Nahrung an mineralischen Bestandteilen, welcher in hohem Maße von der Nahrungswahl und der Verarbeitung des Rohmaterials abhängig ist, wurde nicht berücksichtigt. An die inneren Qualitäten der Nahrungsenergie dachte man überhaupt nicht, sondern man setzte, aller Wesensunterschiede ungeachtet, für den Betriebsenergiewert einfach die Verbrennungswärme gleich. Daran änderte selbst der völlige Schiffbruch aller Versuche einer Ernährung nach Kalorienwerten nichts."

Sir A. Keith, ein Arzt aus England, nennt schon um die Jahrhundertwende den Dickdarm eine bedrohte Fabrik. Es gibt aber noch weitere bedrohte Fabriken im Körper des gesitteten Menschen. Eine der gefährdetsten ist unsere Zuckerwerkstatt. Abgesehen von Honig, der als einzige zuckerhaltige Nahrung unmittelbar vom Magen ins Blut aufgenommen wird, kommt reiner Zucker in der Natur nirgends vor. So hat der Körper seine eigene Zuckerwerkstatt bekommen. Man muß sie nur in Anspruch nehmen. Bleibt sie unbenutzt, bringt sie die Menschheit ins Verderben. Weder die Ärzte noch die Nahrungsreformer haben dies bisher erkannt. Was geht in der Leber vor, die nur eine begrenzte Menge Stärkezucker aufspeichern kann? Was ereignet sich im Blut, das sich bloß mit 0,1 % Zucker sättigen kann? All diesen lebenswichtigen Fragen haben die Ärzte, die Chemiker bisher keine Beachtung geschenkt. Früher aß man noch den braunen Zucker, also Naturzucker. Rohrzucker mit 20 verschiedenen Nährstoffen. Vor 100 Jahren war weißer Zucker völlig unbekannt.

Was sagen die Menschen, wenn man sie daraufhin anspricht, mal über ihre Kost nachzudenken, ob sie es vielleicht nicht ist, die uns alle krankmacht? „Was nützt uns die ganze Heilswissenschaft, wenn wir nicht einmal essen und trinken können, was uns beliebt? Wozu all die Annehmlichkeiten des Lebens, wenn man sich ihrer nicht erfreuen darf? Die Leber, die Bauchspeicheldrüse, der Darm und all die anderen Organe haben sich unserer Lebensweise anzupassen."

Viele Menschen unter uns wissen hingegen schon sehr lange, daß eine Nahrung nach den Gesetzen der göttlichen Weisheit Kräfte enthält, welche unseren Leib gegen die Bakterien zu schützen vermögen. Aber nicht nur das, sondern richtige Nahrung vermag noch viel, viel mehr!

Mangel an Mineralien und Vitaminen

Ich schreibe noch immer über den Kanne-Brottrunk, lieber Leser. Warum ist es so wichtig, daß der Mineralgehalt so in den Vordergrund gestellt wird? In dem Buch „Nahrung für deine Seele“ haben wir ja schon aufgezeigt, daß selbst Depressionen und Schizophrenie mit richtiger Nahrung in Ordnung gebracht werden könnten.

Bei einer kalkfreien Nahrung dauert es z. B. ein ganzes Jahr, bis man die Folgen erkennen kann. Das ist es ja leider, es fällt einem nicht sofort ein Finger ab. Es eine schleichende Sache. Wir lassen uns einlullen und glauben auch noch, wir tun uns etwas Gutes an, wenn wir alles essen, was die Werbung uns „vorschreibt“.

Mineral- und Spurenelemente-Mangel können verheerende Wirkungen verursachen. Inzwischen weiß jeder von uns, daß wir Vitamine brauchen. Von Spurenlementen ist kaum die Rede. In dem oben angeführten Buch haben wir uns ausführlich damit beschäftigt. Und, glauben Sie mir, selbst die Schulmedizin weiß es jetzt langsam.

In „Nahrung für deine Seele“ haben wir über eine spezielle Haar- und Blutanalyse geschrieben. Wenn man sich diese erstellen läßt, dann weiß man genau, welche Mängel vorliegen, und sollte sich danach „bekochen“.

Ganz besonders wichtig sind folgende Elemente:

Selen

Jeder Mensch mit einer niedrigen Selenzufuhr leidet an Erschöpfung, Niedergeschlagenheit. Frauen an stärkeren Beschwerden in der Menopause. Selen vermag den Alterungsprozeß aufzuhalten und ist hilfreich bei Arterienverkalkung. Männer brauchen es ganz besonders. Durch Samenabgang verliert der Mann dieses Spurenelement. Es ist auch wichtig für die Instandhaltung unseres Gefäß-

systems. Außerdem ist es entzündungshemmend. Selen gilt neuerdings auch als Schutzstoff gegen Krebs.
Selen befindet sich in: Bierhefe, Getreide und Knoblauch, Fermentgetreide enthält 0,033 mg/kg.

Kupfer

Kupfer erleichtert die Aufnahme von Eisen und Vitamin C und ist notwendig zur Produktion von Hormonen. Es ist wichtig bei Heilungsprozessen. Kupferüberschuß begünstigt Fettsucht, Zuckerkrankheit, Leber- und Nierenerkrankungen sowie hohen Blutdruck und Gelenkrheuma. Ein Kupferanstieg im Blut ist Hinweis auf eine Entzündung im Körper. Ein Kupfermangel kann zu Verhaltensstörungen (Explosivität, Unberechenbarkeit), Schizophrenie und Depressionen führen.
Natürliches Vorkommen: Eier, Getreide, Linsen, Knoblauch, Zwiebeln, Kohl; im Fermentgetreide sind 6,3 mg/kg enthalten.

Eisen

Damit der Sauerstofftransport im Blut und somit auch die Verbrennung richtig funktionieren, ist Eisen in unserem Körper lebenswichtig. Leiden wir unter Eisenmangel, ist die Lebensdauer der roten Blutkörperchen verkürzt. Chronischer Eisenmangel führt zu Organschädigungen und allgemeiner Zellschädigung. Tote Blutkörperchen enthalten Eisen. Dieses wird vom Organismus wieder verwertet und gespeichert, um neuerlich bei der Bildung roter Blutkörperchen verwendet zu werden.
Ein gut funktionierender Stoffwechsel ist lebenswichtig. Wir verlieren täglich 1 Milligramm Eisen. Das Eisen im Blut ermöglicht uns, unsere Persönlichkeit zu verankern. Ohne Eisen keine Geistesgegenwart. Sagt man nicht von einem zielbewußten Menschen, er habe Stahl im Blut? Das Eisen neutralisiert sozusagen alles Gift in uns, indem es dieses in einen ungiftigen Stoff verwandelt. Wenn das Eisen diese Eigenschaft nicht hätte, würden wir uns jede Sekunde vergiften, denn im Laufe der Verdauung entstehen fortlau-

fend Zyanverbindungen, die durch das Eisen des Blutes im Moment der Entstehung entgiftet werden.
Eisen befindet sich in Feldsalat, Linsen, Rotkohl, Beeren, Rosinen und Trauben, Leber, Birnen, Zwiebeln, Spargel, Radieschenblättern, Brennesselblättern, Roggenbrot, Fermentgetreide enthält 14 mg/kg.

Zink

Zink ist nicht nur ein Schutzstoff für unseren Organismus, sondern auch sehr wichtig für die Giftausscheidung. Es spielt eine große Rolle bei der Diabetesbehandlung und ist sehr hilfreich bei der Wundheilung. Zink ist auch wichtig für die geistige Leistungsfähigkeit. Ein Zinkmangel in Zusammenhang mit erhöhten Kupferwerten deutet auf eine Störung des Nervensystems hin. Auch für die Enzymfunktionen ist es wichtig.
Im medizinischen Bereich ist Zink als wesentliches Element sehr spät erkannt worden. Die Geschichte seiner klinischen Bedeutung beginnt erst Mitte der 50er Jahre. Es hilft gut bei Streß. Bei Verbrennungen ist ein rapider Zinkmangel zu beobachten. Die Zahl der Lymphozyten (Abwehrzellen in unserem Organismus) ist bei Zinkmangel reduziert.
Durch antagonistische (gegenseitige) Wechselbeziehungen können eine Reihe von Mineralstoffen, insbesondere Kalzium, Phosphor und verschiedene Schwermetalle die Aufnahme des Zinks aus der Nahrung erheblich beeinträchtigen. Ganz besonders können Zink und Kupfer sich wechselseitig beeinflussen.
Die Kenntnis der biologischen Bedeutung von Zink ist relativ neu. Zinkverlust entsteht auch unter psychologischen Streßbedingungen. Ist der Zinkhaushalt gestört, findet eine erhöhte Aufnahme von z. B. Kupfer und Cadmium statt. Manche Fälle von Impotenz beruhen auf einer Störung des Zinkstoffwechsels. Wichtig zu wissen, daß bereits wenige Stunden nach Beginn einer Infektion oder Eintritt eines Schocks ein Zinkmangel eintritt. Man muß daher annehmen, daß bestimmte Gewebe besonders empfindlich auf Zinkmangel reagieren.

Richard Kirchhoff schreibt: „Verdorbenes Blut enthält vielerlei schädliche Stoffe. Weil jedes Organ dem Blute andere Stoffe entnimmt und deshalb auch von gewissen schädlichen mehr oder weniger angegriffen wird, werden nicht alle in gleicher Art und in gleichem Umfang durch die Blutverderbnis geschädigt."
Der Arzt Wilhelm Schüssler stellte vor über 100 Jahren die Theorie auf, daß ein Ungleichgewicht oder Mangel gewisser Mineralsubstanzen in den Zellen eine Funktions- und Gesundheitsstörung des ganzen Organismus verursacht.
Zink ist für die Umwandlung von Provitamin A (Beta-Karotin) zu Vitamin A unbedingt notwendig.
Die Antibabypille führt zu einer Verringerung von Zink in unserem Körper. Sie sehen also, Zink hat im Rahmen des menschlichen Organismus eine ausgesprochene Schlüsselposition. Ein Mangel daran führt zu offenen Beinen, Unterschenkelgeschwüren. Bei unbehandelten Epilepsien fand man niedrige Zinkwerte. Zinkmangel macht in der Nacht schlaflos, und am Tage ist man schläfrig. Alkoholiker haben meistens einen Zinkmangel.
Zink ist in Mandeln und Zuckerrüben enthalten. Deswegen sind drei süße Mandeln täglich so wichtig. Ausreichende Vorkommen an Zink findet sich in Weizenmehl sowie in Bohnen, Erbsen, Linsen, Haferflocken und Innereien wie Leber, Niere und Herz. Ganz besonders viel Zink befindet sich mit 100 mg pro 100 g in Atlantikaustern. 8,3 mg/kg sind im Fermentgetreide enthalten. Die Zinkaufnahme hängt also entscheidend mit der richtigen Nahrungsauswahl zusammen. Darum ist es auch wichtig, daß beim Fasten kein Zinkmangel entsteht. Auch die Nahrung aus Klinikküchen deckt nicht den täglichen Bedarf an Zink ab. Das weiß man schon lange.

Mangan

Mangan ist ein lebenswichtiges Element und hat viele Funktionen im Stoffwechsel. Es ist notwendig für normales Knochenwachstum und verhütet Sterilität. Wenn man einen Manganmangel hat, bekommt man Diabetessymptome. Sie können also ganz falsch be-

handelt werden! Sie werden zu einem Diabetiker gestempelt und haben möglicherweise nur einen Manganmangel im Körper, der behoben werden könnte.
Wer unter Kleinwuchs leidet, hat ebenfalls einen Manganmangel vorzuweisen. Mangan ist ein ständiger Begleiter des Eisens. Mangan befindet sich in Eigelb, Ananas, Bananen, Brot, Hülsenfrüchten und in Kräutertees. Fermentgetreide enthält 14 mg/kg.

Kalzium

Die wichtigste Funktion von Kalzium ist die Bildung unserer Knochen. Es ist verantwortlich für die Steuerung des Zellstoffwechsels und die Weiterleitung von Impulsen in den Nerven. Die Schulmedizin behauptet, Kalzium trage zur Arterienverkalkung bei. Das Gegenteil ist der Fall. Wenn nämlich Kalziummangel im Körper besteht, löst der Organismus Kalk aus den Knochen. Er „frißt" sozusagen seine eigenen Knochen auf, um den für die inneren Körpersäfte notwendigen Kalk zu beschaffen. Darum ist es so wichtig, daß man eine kalziumreiche Kost zu sich nimmt. Besonders ältere Menschen sollten darauf achten. Kalkmangel ist oft die Ursache mancher Erkrankungen wie Blutarmut, Säurevergiftung, nervöse Entkräftung. Nimmt man nicht genügend Kalzium zu sich, bekommt der ältere Mensch spröde Knochen. 99 % des Kalziums sind in den Knochen, der Rest ist in Blut, Nerven und Muskeln verteilt.
Ab dem 40. Lebensjahr wird etwas Kalzium aus den Knochen abgebaut. Das Kalzium hat die Aufgabe des Portiers in unserem Körper. Störung der Schleusenfunktion des Darmes, erhöhte Blutkalziumwerte bedeuten eine schwere allgemeine Stoffwechselentgleisung und besagen, daß die Bereitstellung von energiereichen Phosphaten gestört ist. Die Nebenschilddrüsen regulieren den Kalziumhaushalt. Vitamin D fördert die Aufnahme von Kalzium.
Kalzium ist enthalten in: Sahne, Butter, Kirschen, Aprikosen, grünen Bohnen, grünen Küchenkräutern, Grünkohl, Edelkastanien, Mandeln, Pistazien, Sardinen, Wirsing, Mehl, Schnittlauch.

100 Gramm Sesamsprossen enthalten z. B. 10,25 g Kalzium. Ein halber Liter Milch dagegen nur 1 g. Gut zu wissen, daß es auch in Fischgräten vorhanden ist und man sich „vorbeugende Maßnahmen“ anessen kann. Der tägliche Bedarf wird mit 1000 mg angegeben.
Fermentgetreide enthält 594 mg/kg.

Magnesium

Magnesium ist eines der wichtigsten Minerale, die wir zu uns nehmen müssen, wenn wir nicht krank werden und bleiben wollen. Magnesium ist Bestandteil von Knochen und Zähnen. Es beeinflußt nicht nur die Impulsleitungen in den Nerven, sondern entpuppt sich als Anti-Streß-Mittel. Lärm und Streß werden also viel besser vertragen, wenn Magnesium in ausreichender Menge im Körper vorhanden ist. Industriearbeiter sollten darüber nachdenken. Magnesium reguliert erhöhten Blutdruck und kann vor vorzeitiger Arterienverkalkung schützen. Alkohol senkt den Magnesiumspiegel.
Magnesiummangel ist weitverbreitet und verursacht auch Muskelkrämpfe, Müdigkeit und Depressionen. Magnesiummangel kann ebenfalls einen Herzinfarkt verursachen und bewirken, daß die elektrische Spannung in der Zelle gesenkt wird. Dadurch begünstigt der Magnesiummangel die Übersäuerung im Gewebe.
Hat man genügend Magnesium im Organismus, senkt sich auch der erhöhte Cholesterinspiegel wieder. Magnesiummangel wirkt sich auf den Phosphathaushalt aus. Weil bei einem Mangel die Zellatmung verringert wird, werden viele Heilvorgänge im Körper erheblich geschwächt.
Magnesium befindet sich in: Weizenkeimlingen, weißen Bohnen, Linsen, Hafer, Dill, Hagebutten, Gurken, Rettich und besonders in biologisch gezogenem Gemüse, da es das zentrale Atom im Chlorophyllmolekül ist. Gedüngte Böden sind magnesiumarm. Nehmen Sie aber gleichzeitig viel tierisches Eiweiß zu sich, wird die Aufnahme von Magnesium durch den Darm gehemmt. Auch die

Kokosnuß hat viel Magnesium. Magnesium ist nur in frischem und nicht zerkochtem Essen vorhanden.
Fermentgetreide enthält 285 mg/kg.

Kalium

Kalium ist vor allem für die bioelektrische Übertragung von Impulsen in den Nerven und von diesen auf die Muskeln wichtig. 1948 hat man schon festgestellt, daß die Gemüse weniger Kalium enthalten, wenn sie künstliche Düngung erhalten. Wir leiden fast alle an einem akuten Kaliummangel. Ein niedriger Kaliumspiegel ruft Herzrhythmusstörungen hervor, die zu Herzversagen führen können. Kalium trägt außerdem zur Wasserausscheidung bei, durchspült sozusagen die Blut- und Organzellen. Kalium gehört damit zu den lebenswichtigsten Mineralien.
Kalium ist enthalten in: Aprikosen, Birnen, Kirschen, Pfirsichen, Pflaumen, grünen Bohnen, Erbsen, Karotten, Spinat, Spargel, Bierhefe, Kartoffeln, Dill, Grünkohl, Linsen, Haselnüssen, Kastanien, Mandeln, Weiß- und Mischbrot.
Im Fermentgetreide kommen 972 mg/kg vor.

Vitamin E

Auch Vitamin E ist ein hervorragender Schutzstoff für unseren Organismus. Es hält außerdem den Alterungsprozeß auf („Rostschutzmittel“ für den Körper). Vitamin E hat sich als guter Strahlenschutz erwiesen. Es gilt als „Fänger von freien Radikalen, die als Zellgifte wirken“ (Studie von Prof. Böhlau, Bad Soden). Vitamin E verhindert auch das sogenannte „Ranzigwerden“ von Fettsäuren. Es wirkt krebshemmend. Dieses Vitamin schützt ganz besonders die Zellmembranen, da es sich an den Fettsäurestellen der Zellwand absetzt. Doch kein gesunder Mensch muß Vitamin E in Pillenform nehmen.
Vitamin E ist in Ölen, Butter, Nüssen, Getreide und frischem Gemüse vorhanden. Besonders in Weizenkeimöl. Leidet man unter Strahlenverbrennungen, sollte man diese entsprechende Stelle mit

Weizenkeimöl einstreichen. Aber auch normale OP-Narben heilen durch Einreibungen mit Weizenkeimöl viel schneller. Luzerne hat ebenfalls viel Vitamin E. Wie bei anderen Vitaminen auch, sollte hier die natürliche Form dieses Vitamins bevorzugt werden.
Im Fermentgetreide ist 30 mg/kg enthalten.

Vitamin B 1 (Thiamin)

Zucker kann ohne Vitamin B 1 nicht restlos verbrannt werden. Nervenzellen beziehen ihre Energie fast ausschließlich aus der Verbrennung von Kohlenhydraten, so daß bei ungenügender Zufuhr von Vitamin B 1 in erster Linie die Nervenfunktionen gestört werden.
Vitamin B 1-Mangel = Depression. Begreifen Sie jetzt, warum so viel Zucker schädlich ist? Haben Sie genug B 1, werden die Depressionen schneller beseitigt. Mangel an Vitamin B 1 kann auch den Wasserhaushalt stören und zu Akne führen.
Vitamin B 1 befindet sich reichlich in Nüssen, Getreide, Leber, Bierhefe, Weizenkeimen. Es stellen sich bei Mangel außerdem Muskelschmerzen, Nervenentzündungen, Müdigkeit, Appetitlosigkeit sowie Übelkeit ein. Im Brot ist auch Vitamin B 1 enthalten.
Im Fermentgetreide befindet sich 0,78 mg/kg.

Vitamin B 2 (Riboflavin)

Vitamin B 2 schützt vor Veränderungen der Schleimhäute, gegen eindringende Krankheitskeime und ist ebenfalls an der Zellatmung beteiligt. Es ist wichtig für normales Wachstum und die Blutbildung, den Eiweiß- und Kohlenhydratstoffwechsel. Mangelerscheinungen können sein: Wundheit, Einreißen der Mundwinkel, rote geschwollene Augenlider, entzündete Zunge, Haarausfall. Dieses Vitamin ist in Steckrüben, Möhren, Brokkoli, Grünkohl, Senfblättern, Brunnenkresse enthalten.
Im Fermentgetreide ist 1,2 mg/kg vorhanden.

Vitamin B 12 (Cyanocobalamin, Extrinsic-Faktor)

Vitamin B 12 ist wichtig für die Bildung unserer roten Blutkörperchen und die Zellteilungsvorgänge. Somit ist es für eine gut funktionierende Abwehr unentbehrlich. Vitamin B 12-Mangel verzögert die Wundheilung nach Operationen. Dies wurde in der Uni-Klinik Würzburg nachgewiesen. Fehlen diese Vitamine im Körper, oder ist ein Mangel vorhanden, wirkt es sich besonders dort aus, wo sich die Zellen normalerweise schnell vermehren, also z. B. im Knochenmark. Insbesondere haben Schwangere einen höheren Bedarf an Vitamin B 12.

Besonders empfehlenswerte Träger für Vitamin B 12 sind Bierhefe, Eigelb, Fermentgetreide (1,0 mg/100 g). Weitere Vitamin B 12-haltige Nahrungsmittel sind: Fisch, mageres Fleisch, Innereien (von unbelasteten Tieren). Auch ohne Zufuhr von tierischem Eiweiß kann eine ausreichende Versorgung mit Vitamin B 12 sichergestellt werden, wenn wir über eine intakte Darmbakterienflora verfügen. Da dies aber in der Regel nicht gewährleistet ist (Folge zivilisatorischer Einflüsse und Ernährungsfehler), empfiehlt sich zumindest bei Kranken eine Ergänzung durch die genannten Vitamin B 12-Lieferanten. Ein chinesisches Sprichwort sagt: Der Darm ist der Vater der Trübsal.

Ein Vitamin B 12-Mangel kann zu irreversiblen neurologischen Störungen wie Parästhesien (Kribbeln, Prickeln, Taubsein von Händen und Füßen) sowie Verlust des Gedächtnisses und Verwöhntheit führen. Insbesondere führt Alkohol zu einem Kahlschlag bei B-Vitaminen, aber auch bei vielen anderen Vitaminen. Bei älteren Menschen sollte immer an einen Vitamin B 12-Mangel gedacht werden. (Goedman und Gilman 1985).

Begreifen Sie, lieber Leser, jetzt endlich, wie wichtig es ist, daß wir uns richtig bekochen, das Richtige zu uns nehmen? Glauben Sie mir bitte, ich weiß, wovon ich spreche. Schließlich halte ich mich nach meiner Krebserkrankung per richtiger Ernährung seit über sieben Jahren am Leben.

Damit Sie sich noch besser informieren können, möchte ich an dieser Stelle die Laboranalysen von Dr. Balzer über den Brottrunk und das Fermentgetreide bringen. In diesen zwei Produkten befinden sich nämlich noch viel mehr Dinge. Also schauen wir doch einmal nach:

Brottrunkanalyse

Kupfer	0,02 mg/L
Eisen	1,9 mg/L
Mangan	0,90 mg/L
Zink	1,5 mg/L
Kalzium	75 mg/L
Magnesium	65 mg/L
Kalium	310 mg/L
P 2 O 5	258 mg/L
Lithium	0,25 mg/L
Chlorid	590 mg/L
Natrium	275 mg/L
Sulfat	90 mg/L
Kieselsäure (SiO2 2)	6,3 mg/L
Säuregrad	15
pH – Wert	3,0
Milchsäure	ca. 1,0 %
L – Lactat	ca. 0,5 %
D – Lactat	ca. 0,5 %
Acetat	0,05 %
100 Gramm Brottrunk enthalten:	4,3 kcal (24 KJ)

Vitamine:

E	3,4 mg/L
B 1	0,09 mg/L
B 2	0,025 mg/L
B 12	0,248 mg/L

Aminosäuren:

Niacin	0,15000 mg
Folsäure	0,00080 mg
Ca – Panthotenat.	0,00650 mg
Asparagin	0,83 mg
Threonin	0,07 mg
Serin	0,09 mg
Glutaminsäure	0,53 mg
Prolin	1,76 mg
Glycin	0,80 mg
Alanin	0,88 mg
Valin	0,20 mg
Cystin	0,05 mg
Methionin	0,05 mg
Isoleucin	0,05 mg
Leucin	0,13 mg
Tyrosin	0,05 mg
Phenylalanin	0,05 mg
Lysin	0,05 mg
Histidim	0,05 mg
Arginin	0,05 mg

Fermentgetreide:

Wasser	13,3 %
Asche	0,92 %
Säuregrad	63
Eiweiß	12,8 %
Kupfer	6,5 mg/kg
Eisen	47 mg/kg
Mangan	11 mg/kg
Zink	8,1 mg/kg
Kalzium	769 mg/kg
Magnesium	320 mg/kg
Kalium	972 mg/kg

P 2 0 5	1720 mg/kg
Natrium	866 mg/kg

Vitamine

E	3,0 mg/100g
B 1	0,078 mg/100g
B 2	0,12 mg/100g
B 12	1,0 mg/100g

Untersuchung

auf Selen	0,033 mg/kg

Ergänzungs-Untersuchung zu Fermentgetreide

Kohlenhydrate	73,7 %
Eiweiß	9,75 %
Fett	3,4 %
Säuregrad	33,8 %
Kalorien	362 in 100 g (1514 KJ)

Stöhnen Sie schon?
Sicher haben Sie sich jetzt schon gefragt, was soll das alles? Ich bin doch kein Chemiker. Wieso ist das so wichtig, daß ich es weiß? Aus einem ganz einfachen Grunde ist es für Sie, lieber Leser, lebenswichtig, dies alles zu wissen: Damit man Ihnen nichts mehr vormachen kann.
Glauben Sie mir, ich habe damals vor über acht Jahren gar nichts gewußt. Dann kam der Augenblick, wo ich wußte, wenn ich dieser Hölle entrinnen will, dann muß ich die **Ursache** meiner Erkrankung Krebs beseitigen. Die Medizin entfernt nur den Knoten aus

dem Körper des Kranken. Schon sehr schnell begriff ich seinerzeit, daß der Krebs nicht irgendwie angeflogen kam, sondern daß ich, Gisela Friebel, etwas falsch gemacht habe. Mein Körper hat Krebs produziert. Warum?

Sie haben ja vorhin schon gelesen, was einem alles passieren kann, wenn man bestimmte Mangelerscheinungen in Sachen Vitaminen und Spurenelementen aufweist. Sie haben es jetzt an Hand der Tabellen nachprüfen können, was alles im Brottrunk sowie Fermentgetreide vorhanden ist.

Das ist es aber noch lange nicht, was diese beiden Produkte für unsere Ernährung so wichtig macht. Sie haben noch eine viel faszinierendere Funktion.

Um das wirklich und wahrhaftig zu begreifen, muß ich Sie, lieber Leser, im nächsten Kapitel wieder „schlau" machen.

Säure-Basen-Haushalt, was ist denn das?

Bis vor einiger Zeit habe ich fest geglaubt, ich wisse jetzt schon alles. Doch dann wurde ich mit dem Säure-Basen-Haushalt in unserem Körper konfrontiert. Ich habe mich mal wieder in eine neue Materie reinarbeiten müssen. Anfangs glaubte ich sogar, das sei ein ganz neues Wissen. Und weil erst die Wissenschaftler in der Gegenwart herausgefunden haben, wie wichtig es für alle Erkrankungen ist, daß man seinen Säure-Basen-Haushalt in Ordnung hält, dachte ich noch: Na ja, dann ist es noch nicht mal so verwerflich, daß man bis vor einiger Zeit noch falsch therapiert hat.
Dann stieß ich aber auf ein altes Buch von einem Arzt Dr. Alexander Haig aus England. Dieser Arzt litt persönlich viele Jahre unter schrecklichen Mirgräneanfällen. Niemand konnte ihm helfen. Auch seine Kollegen nicht. Eines Tages fing er dann an und experimentierte mit der Ernährung und kontrollierte dabei seinen Urin. Wörtlich schreibt er: „Nachdem ich mein ganzes bisheriges Leben an Migräne gelitten hatte, gab ich im Herbst 1882, an einer irgend erheblichen Erleichterung durch Arzneien verzweifelnd und in der Befürchtung, daß ich sogar ein organisches Leiden habe, den Genuß von Schlachtfleisch auf und ersetzte es durch Milch und Fisch, letzteres in immer geringerer Menge.
Meine Kopfschmerzanfälle nahmen sowohl an Häufigkeit als an Heftigkeit ab, sie fielen stetig von durchschnittlich ein Mal per Woche, auf ein Mal im Monat, in 3, 6, 8 und 12 Monaten; ja 18 Monate vergingen schließlich zwischen den einzelnen Anfällen.
Meine Migräne zeigte eine so nahe Verwandtschaft mit der Gicht, daß ich 1886 zur Vermutung gelangte, es möchte die Harnsäure das von mir gesuchte Gift sein, und so ging ich denn daran, die Ausscheidung von Harnsäure und Harnstoff zu untersuchen.
Ich fand nun bald, daß, indem ich die Harnsäure veränderte (in-

dem ich wieder viel tierisches Eiweiß zu mir nahm) sich auch die damit verknüpften Symptome änderten: Kopfschmerzen, geistige Niedergeschlagenheit, kalte Körperoberfläche, langsamer Puls. Eine Verminderung der Ausscheidung durch Säuren brachte auch diese Symptome zum Verschwinden, so daß ich es nicht nur in meiner Gewalt hatte, Kopfschmerzen zu erzeugen und zu beseitigen, sondern auch den Arterien- und Kapillarkreislauf zu verengen oder zu erweitern, die Pulsspannung zu beeinflussen, die Herzarbeit zu regeln und so den Kreislauf im Gehirn und in der Haut, in den Nieren und wahrscheinlich im ganzen Körper zu ändern."
Die einzige Krankheit, bei der die Harnsäure damals schon unbestritten in die Kette der Ursachen zugelassen wurde, war die Gicht! Also wußten schon 1886 die Ärzte wie gefährlich ein Zuviel an Harnsäure in unserem Körper sein kann.
Dr. Haig stellte weitere Überlegungen an und fand: „Wenn aber die Harnsäure die Kapillaren in der Weise und in der Ausdehnung beeinflußt, wie sie dies nach meiner Überzeugung tut, so ist es jedermann verständlich, daß sie in gutem und schlimmen Sinne auch die Tätigkeit, die Ernährung und den Zustand eines jeden Organes und Gewebes des Körpers von der äußeren Haut bis zu den innersten Fasern des Rückenmarkes und des Gehirns beeinflussen muß. Und wenn man sorgfältig die Bedeutung der Harnsäure für die Entstehung der Ermüdung und die Art und Weise, in welcher sie die Harnstoffbildung und -ausscheidung steigen und fallen läßt, beobachtet, so wird es wohl niemandem schwerfallen, den großen Einfluß derselben auf den Stoffwechsel des ganzen Organismus zuzugeben." Haig schrieb damals schon: „Wo immer die Wissenschaft die Nährkraft der Fleischnahrung prüfte, gelangte sie zu höchst überraschenden Resultaten, die jedoch zugleich für die Fleischgläubigen eine so bittere Enttäuschung bedeuteten, daß sie nichts von der Wissenschaft wissen wollten."
Über vierzigjährige Forschungen an sich und anderen Patienten haben Haig zu einem Experten in Sachen Harnsäure gemacht. Er fand also schon heraus, daß, wenn der erste Gichtanfall auftrat, sich an einem Knorpel oder an einem Gelenke der erste Harnsäureknoten bildete.

Sofort verständigte er seine Kollegen damals, denn er hatte sensationelle Heilerfolge erzielt, wenn er die Säure aus dem Körper entfernte. Nun erfuhr er, daß seine Kollegen von seiner Entdeckung überhaupt nichts wissen wollten. Er sah sich plötzlich als ein Outsider behandelt und wo er gehofft hatte, freudige Aufnahme und Anerkennung zu finden, trat ihm tödliches Schweigen, Ablehnung und Spott entgegen. Warum? Weil seine Entdeckung verlangte, daß man die Schädlichkeit der Fleischnahrung einsehe.
Er machte also tapfer allein weiter und auch über Jahre hinaus war es immer dasselbe Ergebnis, „nie kam ein Kopfschmerz, ohne daß dem Blute übermäßige Harnsäuremengen zugeführt werden, sei es aus der Nahrung oder anderswoher".
Inzwischen wußte er auch, wenn viel Harnsäure im Harn war, dann war auch viel Harnsäure im Blut.
Er stellte dann auch fest, daß das Gewebe Harnsäure speicherte. Ja, es kam immer wieder vor, daß man weder im Blut noch im Urin Harnsäure feststellte. So glaubte man anfangs, der Mensch sei gar nicht übersäuert. Als er die Harnsäure im Gewebe entdeckte, machte er zugleich eine weitere interessante Entdeckung, und zwar folgende: Wenn im Gewebe schon viel Harnsäure gelagert war, so konnte eine einzige frische Frucht am Ende einer Mahlzeit mit ihrem Basenüberschuß den Erfolg der Säureüberschüsse bei der Klärungsarbeit vereiteln. Mit dem Basenüberschuß wurde also die Harnsäure zurück ins Blut geschoben, hemmte somit die Zirkulation in den Verdauungsorganen und so war die schönste Verdauungsstörung da.
Weiter erfuhr er auch: „Ein einziges Mittagessen ohne Fleisch bringt bei vielen Menschen Schwäche und Mißbehagen, da sogleich da und dort ein kleiner Damm einbricht und die Harnsäure zum Blute zurückströmt. Unter diesen Umständen ist es nur natürlich, daß die Menschen, denen so etwas passiert, denken müssen, Fleischnahrung sei die Quelle ihrer Kraft und Gesundheit.
Viele Studien brachten dann das Ergebnis, daß der Harnsäurestrom aus den Geweben ins Blut zum Stillstand kam, sei es durch bestimmte Medikamente oder eine säurereiche Diät. Diese drückte also die Säure wieder gewaltsam zurück. Also fühlt man

sich vorher erst viel besser, begreift aber nicht, daß man im Gewebe ganze „Ablagerungsperioden – gleichsam einem Jahresring“ von Harnsäure besaß.
Brach sich die Harnsäure endlich Bahn und landete im Blut – wenn sie hier dann richtig abgeführt wurde –, wurde man letztendlich gesund. Treibt man die Harnsäure per Medizin oder säureüberschüssige Diät wieder zurück ins Gewebe, dann wird der Harn wieder reichlich hell und arm an Harnsäure, das Blut kreist wieder rascher durch die Kapillaren und man ist zufrieden, weil man glaubt, man sei durch das Medikament, das man eingenommen hat, wieder gesund geworden.
Bei der Untersuchung findet dann der Arzt nichts und hält die ganze Harnsäuretheorie für Humbug. Auch heute noch!
Wer schaut denn schon im Gewebe nach?
Doch nach kurzer Zeit kommt dann die Krankheit wieder.
Ernährungsumstellung und Fasten helfen also mit, den Körper total zu entsäuern. Das heißt aber auch, daß man sich schubweise zuerst viel kränker fühlen kann. Menschen, die davon keine Ahnung haben, behaupten bis zur heutigen Stunde, daß Ernährungsumstellung und Fasten eine Schädigung und Krankheitsursache darstelle. Damals stand schon Arzt gegen Arzt, der eine bequem, der andere unbequem. Heute noch ziehen viele Patienten vor, dem Arzt zu glauben, der Sekunden braucht, um ein Rezept auszustellen, als einem Naturarzt, der über eine halbe Stunde Gespräch benötigt, um Sie in Sachen Säure-Basen-Haushalt richtig aufzuklären. Um es Ihnen begreiflich zu machen, daß man das Übel, also die Ursache der Erkrankung, beseitigen muß und nicht die Symptome mit Pillen einfach zudecken kann! Gute Ärzte hören nicht damit auf, ihren Patienten zu erklären, daß sie die schmerzhaften Abwehrvorgänge gegen innere Vergiftung, bedingt durch eine falsche Ernährung, nicht durch Medikamente zum Schweigen bringen dürfen, sondern mit einer besseren Einsicht in die Gesetze des Lebens und der Ernährung und alsdann mit einer ganz anderen Ernährung beginnen müssen, mit einer Ernährung, wie sie Gottes Weisheit für den Menschen bestimmte, nicht wie sie menschliche Verirrung schuf.
In einem alten Buch habe ich eine lustige Geschichte gelesen. Sie

passierte im Jahre 1898. „Dr. Julius Baron, Professor in Bonn, vermachte sein Vermögen in Höhe von 600 000 Reichsmark der Stadt Berlin für ein Waisen- und Findelheim mit der Auflage, daß kein Fleisch den Kindern vorgesetzt würde. Man holte ein Gutachten von Professor Virchow ein. Dieser erklärte jenes für ein unverantwortliches Experiment, dem ein gewissenhafter Arzt unmöglich seine Zustimmung geben könne. Also wies man das Geschenk ab. Im Testament stand: Falls Berlin ablehne, könne die Stadt Breslau erben. Ein Volksschullehrer erklärte den Stadtvätern von Breslau, daß er selbst und seine Kinder nur fleischlos leben würden. Also erhielt er die Leitung über das neue Waisenhaus und alles wurde so gemacht. Diesen 30 Waisen schenkten Deutschlands Ärzte die größte Aufmerksamkeit. Sie hörten nicht auf, darüber zu schreiben. Man sprach pausenlos von den armen Opfern. Gierig belauerte man dieses Heim. Die Entscheidung wurde der Zeit als Schiedsrichter in diesem Kampfe überlassen. Doch leider sagten die jährlichen Berichte: „Im übrigen ist ärztlicherseits nichts zu melden". Die Schulmediziner, die ein so lautes Geschrei über diese 30 den Händen rücksichtsloser Experimentatoren ausgelieferten Kindern erhoben hatten, verloren plötzlich alle Aufmerksamkeit an der Sache.

Doch jetzt wieder zurück zum Brottrunk.

Ich bin seinerzeit auch in die Falle geplumpst, als ich das erste Mal den Brottrunk eine Zeit zu mir nahm. Er kann nämlich auch die Harnsäure im Körper freisetzen. Ich fühlte mich sehr mies. Da ich es damals noch nicht richtig verstanden hatte, hörte ich sofort mit dem Trinken auf. Danach fühlte ich mich wieder besser! Jetzt weiß ich, daß dies mein Fehler war.

Jetzt weiß ich auch: Eine Störung des Kapillarkreislaufes, die im Blute ihren Ursprung nimmt und zuerst die Gewebe schädigt, übt dann ihre Wirkungen auch auf diese Regulatoren aus und wird alsdann bald an der Herztätigkeit, den inneren Drüsen, an der Haut, am Darm, an den Nieren oder am Lymphsystem fühlbar.

Hatte ich doch seinerzeit Knoten am Hals bekommen. Wegen der schrecklichen Schmerzen damals fastete ich fast vierzehn Tage, trank nur Kräutertees, die ja hoch basisch sind, und machte viele

Auflagen. War ich krank! Mein Gott, ich bekam eine Erstverschlimmerung, die mich nur noch an Selbstmord denken ließ. Doch dann allmählich nach vierzehn Tagen war alles wie weggezaubert.
Wäre ich damals als Krebspatientin ins Krankenhaus zurückgegangen, hätte man die Knoten sogleich entfernt und dann auch noch das Umfeld bestrahlt. Das wäre wahrscheinlich mein Tod gewesen.
Darum ist es so wichtig, daß man von der positiven Erstverschlimmerung weiß, daß sie sozusagen ein gutes Omen ist. Der Körper hilft mit. Besonders wichtig zu wissen für Krebspatienten. Denken sie doch sogleich, wenn alles furchtbar weh tut: Jetzt habe ich im ganzen Körper Metastasen. Wenn ich aber sage, daß es ganz natürlich ist, im Gegenteil, sogar ein Gradmesser, wie sehr ihr Körper daran arbeitet, alles Gift auszustoßen, dann sind die Kranken richtig gespannt und warten sozusagen auf die „Erstverschlimmerung". Auch das Blut wird zum Teil sehr schlecht. Der „Dreck" wird ja in die Blutbahn zurückgeführt, um dann ausgeschieden zu werden.
Dieses geschieht oft sehr drastisch: Durchfall, Erbrechen, Fieber, Schnupfen. Der Körper kocht sozusagen seinen eigenen Dreck weg!
Schon Goethe sagt: „Das ärgert die Großen der Welt, daß wirklich alles Große so einfach ist."
Dr. Alexander Haig hat nie Anerkennung bekommen. Die heutigen Naturärzte kämpfen auch gegen ein Heer von Kollegen, die sich nicht wissend machen wollen, die es noch immer lachhaft finden, wenn wir sagen, daß man mit richtiger Ernährung vieles ausrichten kann.
Brottrunk wie Fermentgetreide **heilen keine Krankheit!** Aber sie aktivieren den Stoffwechsel, fördern die Lebensfunktionen, regenerieren die physiologischen Darmbakterien, erhöhen die Sekretion von Verdauungs-Fermenten (besonders wichtig bei Völlegefühl), entschlacken und entwässern das Grundgewebe, reinigen das Blut, sind reich an zuckerspaltenden Fermenten, vitalisieren den ganzen Organismus!

Warum tut er das?
Aufgrund seines hohen Potentiales von biologisch aktiven Substanzen, essentiellen Aminosäuren, Mineralstoffen, Spurenelementen, Vitaminen, aktiven Fermenten, lebensfähigen Milchsäurebakterien fördert Brottrunk die Zellerneuerung.
Dr. Petra Kühne aus Bad Liebenzell schreibt: „Mikroorganismen sind unentbehrlich für das Leben auf der Erde. Sie verwerten Stoffe und Abfälle, die sonst nicht abbaubar wären."
Begreifen Sie, lieber Leser, jetzt langsam, wie wichtig es ist, sich richtig zu ernähren?
Sie als Laie können sich täglich sogar für ein paar Pfennige kontrollieren. Es gibt ein Indikatorpapier, womit Sie Ihren pH-Wert messen können. (Bezugsquelle am Schluß des Buches.) Dr. med. Klaus Hoffmann und ich haben ausführlich darüber in unserem Buch „Nahrung für deine Seele" geschrieben.

Womit übersäuern wir uns eigentlich?

1886 sagte schon der Physiologe von Bunge: „Wer nach einer eisenarmen Nahrung sucht, findet keine eisenärmere als die Milch." Zu allen Epochen machte man sich immer wieder Gedanken über die richtige Ernährung. Lange wußte man also schon, wie wichtig gerade die Ernährung für die Gesundheit eines Menschen ist. Nur in der Gegenwart scheint sich das noch nicht herumgesprochen zu haben. Fast allen Krebspatienten wird nämlich im Krankenhaus/Klinik empfohlen: „Leben Sie so weiter wie bisher."

Ich habe mich wie gesagt, schon sehr früh daran gehalten, meine Eßgewohnheiten umzustellen. Hätte ich damals von den wundersamen Eigenschaften des Brottrunkes und des Fermentgetreides gewußt, ich hätte es mit in meine Ernährung einbezogen.

Aber sehen wir doch mal, was zur Übersäuerung unseres Körpers führt. Wenn wir das nämlich wissen und unsere Ernährung in Zukunft danach ausrichten, wenn wir dann außerdem anfangen, die alten Säureablagerungen aus dem Körper zu holen, dann müssen wir einfach wieder gesund werden. „Jede Krankheit ist heilbar, nur nicht jeder Kranke!"

Alexander Haig, der berühmte Arzt aus England, fand schon sehr früh heraus: „Da alle Eiweißüberschüsse einer Nahrung sehr schnell verbrannt werden, liefert eine eiweißreiche Nahrung relativ große Mengen solcher Säuren. Es ist dies eine der großen Gefahren der eiweißreichen Kost, welche während des verflossenen halben Jahrhunderts unter dem Eiweißdogma der Menschheit stets so warm empfohlen wurde. Diese starken Säuren dürfen im Bereiche des Lebens, in den Zellen und in den Säften, nicht ungebunden vorhanden sein. Sie würden wie scharfe ätzende Gifte wirken, alle Stoffumsetzungen stören und sie vernichten das natürliche Zellenleben.

Es ist die Aufgabe der Basen, dies zu verhindern, dadurch daß sie im Augenblicke des Entstehens die Säuren neutralisieren, sich mit ihnen verbinden. Je mehr Säuren entstehen, um so mehr Basen müssen da sein. Das heißt also im Klartext, wenn Sie 1 Tasse Kaffee trinken wollen, dann müssen Sie zum Ausgleich 4 Tassen chloridarmes Wasser oder Kräutertees zu sich nehmen.
Die immerfort im Stoffwechsel erzeugten Säuren wollen von den Ausscheidungsorganen, den Nieren, den Schweißdrüsen und den Drüsen der Dickdarmschleimhaut sofort ausgeschieden werden. Diese Organe können dies aber nur tun, wenn die Säuren durch Basen neutralisiert werden. Daher verlassen den Organismus mit den Säuren immer entsprechende Basenmengen. Bei einer säurereichen, aber basenarmen Nahrung gerät der Organismus in Not. Es mangeln ihm die Basen, um die Säuren zu neutralisieren. Er verliert immer mehr von seinem kostbaren Basenbestand. In dieser Notlage kann er sich eine Zeitlang dadurch helfen, daß er aus dem zerfallenen Eiweiß eine Hilfsbase bildet, das Ammoniak. Nun wird ein Teil der Säuren mit Ammoniak neutralisiert. Doch zwingt die Bildung von Ammoniak zu vermehrtem Eiweißzerfall, wodurch wiederum mehr Säuren frei werden. Essen Sie sehr viel Eiweißprodukte wie Fleisch, Fisch, Käse, Quark, Joghurt etc., müssen die Nieren doppelt soviel arbeiten, um diese Produkte in Ammoniak zu verwandeln. Welcher Nierenkranke und Dialysepatient wird schon davon in Kenntnis gesetzt?
Noch spürt der **vermeintlich Gesunde** nichts. Aber die Säurenot wächst. Es wächst ein steigender Drang nach Reizmitteln heran. Was an Basen in der Kost fehlt, soll durch mehr Kochsalz und scharfe Gewürze gut gemacht werden. So geht es einige Jahre lang. Akute fieberhafte Entzündungsprozesse können zwischendurch ausbrechen und wieder für einige Zeit eine Säurereinigung herbeiführen. Leider pflegt man sich nach solchen Krankheitsanfällen wieder mit einer eiweißreichen Kost, mit Fleisch, Eiern, Käse, Quark Joghurt etc. zu „kräftigen". Man hat ja gerade eine „Krankheit" überstanden. Dadurch wird die Säurevergiftung wieder rasch hergestellt.
Durch diese falsche Ernährung entstehen auf Dauer: Verdauungs-

störungen, Rheumaanfälle. Auf der Haut bilden sich Furunkel; Selbstvergiftungserscheinungen und Reizzustände des Gemütes oder Depressionen entstehen. Ganz besonders die Diabetes, Zuk-kerkrankheit wird dadurch gefördert. Aber auch die Gicht. Das wußte man schon um die Jahrhundertwende, und doch änderte man nicht die Volksernährung oder wies zumindest darauf hin. Die Schriften von Haig fanden nur ihren Weg in Fachkreisen, und dort wurden sie sehr scharf verurteilt.

Der gebildete Mensch meint anscheinend, seine Überlegenheit über die Tiere damit beweisen zu können, daß er alles, was ihm schmeckt, essen und trinke dürfe.

Dabei sind die Regeln einfach einzuhalten. Ich persönlich lebe schon über sieben Jahre mit dem Wissen über richtige Ernährung und gehe deswegen auch seit über fünf Jahren zu keiner Vorsorge oder Nachsorge in Sachen Krebs zu irgendeinem Arzt oder Klinik. Ich lebe gesund und halte mich so für fähig, meinen Krebs zu besiegen. Um mich krank zu machen, brauchte ich ja auch keinen Arzt!

Doch weiter zu den Säuren im Körper.

Ein großer Überschuß an Säuren ist vorhanden in folgenden Nahrungsmitteln:

Fleisch aller Tierarten, Eiern, Käse, Quark, Joghurt, Buttermilch, (Butter und Sahne sind Fette und dürfen gegessen werden – Muttermilch ist das eiweißärmste Produkt 1,5 %).

Die meisten Vegetarier oder Vollwertköstler lassen das Fleisch und die Wurst weg und überessen sich dann mit dem „weißen Eiweiß“ – noch viel schlimmer, als sie das je vorher mit Fleisch tun konnten. Diese Fehler macht fast jede Vollwertküche, und deswegen wird man durch die herkömmlichen Ernährungsempfehlungen auch nicht gesund, das Gegenteil ist der Fall.

Ein Mittelmaß an Säureüberschuß findet sich bei:

Körnerfrüchten und Samen, Mehl und Brot, Teigwaren, Nudeln, Makkaroni, Artischocken, Rosenkohl.

Ein großer Überschuß an Basen findet sich bei:

Wurzelgewächsen, Kartoffeln, fast allen Gemüsearten, auch bei Blumenkohl, jungen grünen Erbsen und Schnittbohnen, Melonen sowie Keimlingen.

Schon damals erwähnte Haig: „Es gibt noch zwei Arten, die gesundes Gemüse schädlich machen: Die eine ist das Düngen und Jauchen und die andere die Überdüngung des Gemüses mit schwefelsaurem Ammoniak und Superphosphat; hierbei entwickelt sich das Gemüse prachtvoll (wie man es leider im Augenblick überall kaufen kann), wird aber derart mit Schwefel und Phosphor beladen, daß ein negativeres Verhältnis entstehen kann. Konservierten Gemüsen und eingemachten Früchten ist der Zusatz von Benzoesäure oder Salizylsäure beigegeben.

Die Schädigungen, die durch **Basenmangel** entstehen, werden kaum je wahrgenommen. Die Geschehnisse, die dazu führen, verlaufen im **verborgenen, gleichsam unterirdisch und heimtückisch.** Aber eines schönen Tages stehen sie da wie das Schicksal! Die Gesundheit ist dahin. An ihrer Stelle steht die chronische Krankheit.

Fermentgetreide kann durch seine hochwertigen Mineralsalze und Spurenelemente als eine Art Basisernährung wirksame Abhilfe schaffen. Ich betone es nochmals, nicht das Fermentgetreide hilft Ihnen wieder auf die Beine, sondern seine Art, sich der Säure im Körper zu stellen.

Interessant zu erfahren, wie Herr Kanne jetzt darauf kam, warum sein Brottrunk so eine wichtige Rolle im Säure-Basen-Haushalt spielt.

Lassen wir ihn selbst erzählen: „Das Geheimnis des Tontopfes" heißt die Geschichte.

„Der Durchbruch gelang mir 1979. Ein Freund hatte mir geraten, die Versuche mit **biologisch** angebautem Getreide zu machen. Dazu verwendete ich einen zuvor gründlich gereinigten alten Tontopf. In dem Ton hatten sich im Laufe der Jahre vermutlich verschiedene Stoffe abgelagert. Durch die **Milchsäuregärung** (hat nichts mit Milch zu tun, auch Sauerkraut hat Milchsäure) trat nun nach außen ein dickflüssiger Schleim auf, regelrechte Schmiere. Für einen befreundeten Professor und mich war dieser simple Vorgang die reinste Offenbarung; denn es bedeutete, daß die **Getreidesäure** den Schmutz aus einem alten Tontopf treibt. Auf die gleiche natürliche Weise würde sie alle Gifte aus den menschlichen Zellen herausbringen.

So war es auch. Ich ließ die ersten Analysen im Labor von Dr. Balzer machen. Ob der Brotsaft die erhoffte Wirkung hat, konnte ich gleich selbst ausprobieren. Mir ging es zu dieser Zeit gesundheitlich nicht besonders gut. Ein Nachbar hatte zum Schlachtfest eingeladen. Erst wollte ich die Einladung ablehnen, weil ich fürchtete, ich könnte die Würste und Speckpfannen nicht vertragen. Aber dann nahm ich einfach Brottrunk mit, trank ihn zwischendurch – und alles bekam mir glänzend."

Das Wort Fermentgetreide bedeutet „Vergärtes Getreide" (Fermentgärung). Bei dem Gärvorgang verändern Kleinstlebewesen wie Milchsäurebakterien das Produkt und wandeln es um. Es entstehen dabei **neue Stoffe,** auch Vitamine und Säuren, wobei aber die Milchsäure eine besondere Stellung einnimmt, nicht zuletzt deswegen, weil sie auch im menschlichen Organismus gebildet wird. Der Brottrunk hat säureresistente lebendige Bakterien, die Magen, Dick- und Dünndarm lebendig durchsetzen.

Ich habe ja schon erwähnt, daß Mikroorganismen unentbehrlich für das Leben sind. Daß wir unbedingt Vitamine haben **müssen,** das streitet auch die Schulmedizin nicht mehr ab. Nur mit dem Säure-Basen-Haushalt tut sie sich noch schwer. Wußten Sie auch, daß die Studenten, die bei uns Medizin studieren, in den sechs Studienjahren **nur** vier Doppelstunden Ernährung belegen können? Ich habe mich mit sehr vielen Ärzten und auch Medizinstudenten unterhalten. Ich kann nicht die Knochen auf Latein runterrasseln, aber dafür kann ich ihnen Ernährungswissen beibringen, wovon sie keine Ahnung haben. Nur ein Naturarzt weiß es und verlangt auch stets von seinen Patienten, daß sie ihre Ernährung umstellen.

Keine Krankheit kommt angeflogen!

Keine!

Wir produzieren sie selbst!

Wir als Homo sapiens glauben tatsächlich, alles essen und trinken zu dürfen! Es muß nur hübsch verpackt sein und die Werbung muß passen, schon greifen wir hin. Auch wenn wir uns damit schaden! Wen stört es? Immer wieder höre ich den Ausspruch: „Wenn ich schon auf mein geliebtes Essen verzichten soll, dann ist das Leben nicht mehr lebenswert. Dann macht ja alles gar keinen Spaß

mehr, und die Menschen schaufeln weiter in sich hinein, was ihnen unter die Nase kommt.
Warum ist es leichter, einen Menschen zu einer Operation zu veranlassen als zu einer Änderung seiner Ernährungsgewohnheiten? Der Gedanke, für die eigene Gesundheit verantwortlich zu sein, etwas für sich tun zu müssen, ist den meisten Menschen unangenehm. Man gibt sich der Täuschung hin, daß das, was viele Menschen tun, richtig ist. Soll man liebe Gewohnheiten aufgeben und dazu noch als Außenseiter verlacht werden? Leichter ist es, den Mahner verächtlich zu machen und mit Spott zu übergießen.
Und dann wird man von heute auf morgen sehr krank! Auf einmal will man es doch versuchen und ist zornig, wenn es nicht sofort klappt! Man geht zur Schulmedizin. Diese hat nun drei Fächer, in die man Krankheiten packt, die man nicht zu heilen versteht: Immun, vererblich oder: „Damit müssen Sie leben". Und obschon sie den Patienten das ausführlich erklären und der Arzt in der Regel nicht die **Krankheitsursache** kennt, nimmt er sich trotzdem das Recht heraus und therapiert den Patienten; in der Regel mit Pillen, die sehr viele Nebenwirkungen haben. So entstehen oft chronische Erkrankungen. Therapie kommt aus dem Griechischen und heißt therapeua = **jemandem auf seinem Weg Beistand leisten!**
Dieses „Beistand leisten" tun der Brottrunk wie das Fermentgetreide tagtäglich! Der Trunk unterstützt den Stoffwechsel, und das Immunsystem und hilft so mit, die Säure aus dem Körper zu vertreiben.
Doch nicht nur das schafft der Brottrunk/Fermentgetreide. Nein, sie haben noch viel mehr gute Eigenschaften. Diese besonderen Eigenschaften sind ganz besonders für einen Krebspatienten lebenswichtig: Enzyme!

Wozu brauchen wir Enzyme?

Ja, das Lernen hört einfach nicht auf, wenn man gesund werden will. Verläßt man sich nämlich auf andere, ist man verlassen. So habe ich mir seinerzeit nach und nach alles Wissen angelesen. Hätte ich mich vor meiner Erkrankung doch nur ein wenig mit Gesundheit befaßt, wäre ich nicht so krank geworden.
Kommen wir also auf die Enzyme zurück. Wenn wir sie nicht hätten, müßten wir sterben. Professor Begemann schreibt schon: „Wenn man sich unter Organismus eine Organisation vorstellt, dann ist ja jede Zelle und jedes System in unserem Körper ständig bemüht, eine Balance, ein Gleichgewicht herzustellen, das insgesamt das „Produkt Gesundheit" ergibt. Und wenn irgendwo ein Schaden auftritt, dann versucht der Organismus, diesen Schaden zu umgehen, dann leitet er den Stoffwechsel um. Das alles wird durch Enzyme gesteuert.
Man muß sich das als einen Kreis vorstellen, etwa wie eine Torte. Und jede chemische Noxe (alles Schädliche, jede Krankheitsursache), die einwirkt wie Blei, Cadmium, Benzol und so weiter, hemmt bestimmte Enzyme in ihrer Funktion. Das ist dann so, als wenn bei Belastungen immer wieder aus der Enzymtorte ein ziemliches Stück herausgeschnitten würde. Und zum Schluß bleiben nur noch ein paar Stückchen übrig, das heißt, die lebenswichtigen Enzyme werden weniger, immer weniger. Einfach ausgedrückt: Ein Gebäude hat 500 Zimmer und 50 Putzfrauen, die die Zimmer täglich säubern sollen. Es klappt sehr gut. Doch nimmt man immer mehr Putzfrauen weg, können die übriggebliebenen Putzfrauen nur noch oberflächlich alle Zimmer säubern, und so verdreckt langsam das ganze Gebäude. In unserem Körper wird die Aktivität immer geringer, und damit erleidet auch der gesamte Körper Einbußen. Schließlich werden unsere Enzyme derartig beengt und eingeschränkt, daß auch der ganze Reparaturmechanismus immer mehr eingeengt wird, immer weniger wirksam wird." Um auf das

Beispiel mit den Putzfrauen zurückzukommen. Anfangs wollen sie noch alles allein schaffen. Sie rackern sich so lange ab, bis sie zusammenbrechen und nicht mehr können.
Das ist doch nun wirklich klar und verständlich, nicht wahr? Das verstehen wir Menschen auch ohne Abitur. Wir begreifen sogar sofort, warum man etwas unternehmen muß, damit die Enzyme ihre Arbeit verrichten können, aber so, wie sie den Auftrag vom Schöpfer erhalten haben.
Jetzt möchte ich Ihnen mal aufschreiben, was Sie, lieber Leser, über Enzyme in einem ganz simplen Lexikon nachlesen können:
„Enzyme, Fermente: natürliches in Ribosomen synthetisierter Katalysator in Sekreten (Ektoenzym) u. Zellen (Endoenzym) vorkommend; als Proteintyp (ohne andere Faktoren wirksam) oder als Proteidtyp (aus einem spezifischen Protein: = Apoenzym u. prosthetischen Gruppen = Coenzym, Kosubstrat) zusammengesetztes sogenanntes Holoenzym, das evtl. noch zusätzlicher Faktoren (= Kofaktoren z. B. Ionen und ein bestimmter pH zur Wirkungsentfaltung bedarf). Als Oxidoreduktasen (Redoxkatalysatoren), Transferasen (chem. Gruppen übertragend), Hydrolasen (Hydrolysen katalysierend), Lyasen (Doppelbindungen lösend), Isomerasen (für intramolekulare Umwandlungen), Ligasen = Synthetasen (ATP – verbrauchend Moleküle verbinden)."
Haben Sie das verstanden?
Ich lange auch nicht. Aber jetzt begreifen Sie vielleicht, wieviel Fachwissen ich mir erklären lassen muß, um ein einfaches Sachbuch schreiben zu können.
Seinerzeit, als ich mich in den Dschungel Schulmedizin begeben wollte, und mir vieles anlas, traf ich immer wieder „Experten" an. Auf allen Gebieten, Chemie, Chemiker, Medizin, Operateure und so weiter. In meiner Naivität habe ich damals gedacht, jetzt kann mir ja nichts mehr passieren. Wenn ich mal etwas nicht verstehe, dann brauche ich doch nur die Experten zu befragen und schwups, verstehe ich die Zusammenhänge und kann mich dann richtig danach verhalten.
Mein Denken war vollkommen richtig!
Nur mit der Ausführung haperte es dann fürchterlich!

Ich fragte den Experten ein Loch in den Bauch. Ergebnis: Ich war anschließend dümmer als vorher. Als ich es ihnen sagte, wurde mir dann von oben herab erklärt: „Dazu muß man halt studiert sein. Sonst kann man die Zusammenhänge gar nicht verstehen."
Tief beeindruckt glaubte ich ihnen und wollte schon die Suche nach der Ursache meiner Erkrankung resigniert aufgeben. Doch da stieß ich per „Zufall" auf einen Akademiker, der auch „deutsch" reden konnte. Der alles in ganz einfachen Sätzen erklärte, und als ich dann grenzenlos verdutzt ihn fragte: „Warum habe ich Ihre Kollegen nicht verstanden?" Seine Antwort: „Wissen Sie denn nicht, daß die meisten Akademiker sich hinter einer toten Sprache verstecken? Das ist halt so. Viele sind schon gar nicht mehr in der Lage, es zu übersetzen, weil sie selbst oft den Sinn nicht verstehen. Lassen Sie sich bloß nicht verrückt machen, Frau Friebel. Sie sind auf dem richtigen Wege. Wenn Sie lange genug suchen und forschen, werden Sie immer auf hervorragendes Wissen stoßen, das wirklich verständlich ist. Die das geschrieben haben, denen lag immer das Wohl des Volkes mehr am Herzen als ihre eigene Geldbörse."
Der Mann hat recht behalten!
Wenn ich jetzt auf vertracktes Wissen stoße, grabsche ich mir einen „Experten" und löchere ihn so lange und zwinge ihn fast dazu, deutsch zu reden. Und siehe da, viele können es tatsächlich nicht erklären.
So war es auch mit den Enzymen!
Ich habe weitergegraben und viele tolle Dinge über die Enzyme erfahren. Hier also meine „Ausbeute"!
Wenn irgendwo in unserem Körper ein Schaden entsteht, versucht der Organismus, diesen Schaden zu umgehen. Er leitet sozusagen den Stoffwechsel um. Dies wird durch die Enzyme gesteuert. Der Körper muß ja weiter existieren. Enzyme werden von uns ganz erheblich in ihrer Funktion gestört. Das ist sehr schlimm, denn auf Dauer bricht dann das ganze System in uns zusammen. Wir greifen sozusagen in die Schöpfung ein. Jeder kann sich selbst wieder gesund machen. Doch das klappt nur, wenn er die Zusammenhänge kapiert und sich dann danach verhält.

In dem Buch von Heinz Schigl, Color – Therapie habe ich sogar gelesen: „Je nach Farbe können bestimmte Organe angesprochen und Enzymreaktionen angeregt werden. z. B. Herz/Kreislauf = rot, Niere/Blase = orange, Leber/Galle = gelb. Bronchien/ Lunge = grün. Magen/Darm = blau, Nerven = violett."
Ja, die Farben! Darüber werde ich noch einmal ausführlich etwas bringen. Das klappt nämlich tatsächlich. Man kann sich auch mit richtiger Kleidung gesund erhalten oder sich unterstützen, wieder die Gesundheit zurückzuholen.
In dem Buch von Ernst Issberner-Haldane durfte ich dann sogar nachlesen, daß eine gesteigerte Enzymtätigkeit durch Brottrunk sehr wichtig für Krebskranke ist. Doch darüber gleich mehr.
Unser Kalzium beteiligt sich an einer Reihe von lebenswichtigen Enzymprozessen. Davon ist ja im Brottrunk auch genug vorhanden.
Zink ist vielfach ein Bestandteil der Enzyme. Der Körper produziert den größten Teil zwar selbst, doch nur wenn genügend Rohkost bereitgestellt wird.
In der Naturmedizin sind Enzyme sozusagen der große „Geheimtip" zur Selbsthilfe. Wenn ich also meinen Enzymhaushalt nicht mehr störe, im Gegenteil ihn sogar noch in natürlicher Weise unterstütze, dann geht es den Krankheiten an den Kragen! Enzyme als Geheimtip bei Bluterguß, Quetschungen, Verrenkungen, Verstauchungen aber auch bei schlecht heilenden Geschwüren, Krampfadern und so weiter. In Apotheken kann man Enzymsalben und Tabletten bekommen – Wobenzym u.a. – und Dragees! Aber warum wieder teure Dragees, wenn es ganz anders viel flotter geht?
Enzyme haben noch eine wundervolle Eigenschaft an sich: Sie beugen vorzeitigen Alterserscheinungen vor! Na, ist das was? Wir haben das Altern also selbst in unserer Hand. Das kann ich voll und ganz bestätigen.
Nach meiner Krebsoperation und anschließender Chemotherapie sah ich recht kränklich aus und fühlte mich nur noch als Wrack. Ich hatte durch die Chemo und deren Nebenwirkungen 15 Kilo mehr drauf also vorher! Besonders Wasseransammlungen. Dar-

über hinaus war ich sehr knitterig im Gesicht geworden. Ich selbst nannte mich „Plattfußindianer". Meine Freundinnen sahen wie das blühende Leben aus, und ich mit vierzig wie sechzig. Gritzegrau waren meine Haare durch die Therapie geworden. Depressionen hatte ich zusätzlich noch bekommen. Mit einem Wort, ich hatte verdammt wenig Lust, noch weiterzuleben. Da ich aber „elegant" sterben wollte, mußte ich mich schmerzfrei halten und fing dann an, all jenes zu tun, das ich in meinen Büchern beschrieben habe. Ich habe ja nicht ahnen können, daß ich damit auch meinen Enzymhaushalt in Ordnung bringen konnte.

Das Endresultat meiner selbstgestrickten Behandlung können Sie selber auf dem Foto des Buchdeckels meines Buches „Ich habe Krebs und lebe noch immer" ansehen. Nachdem ich mich darum bemühte, meinen Stoffwechsel zu harmonisieren, wurde ich langsam wieder schlanker. Die Falten gingen weg. Und Sie werden es mir vielleicht nicht glauben, nachdem ich meinen Darm saniert hatte, wurden auch meine Haare allmählich wieder schwarz.

Ich habe seinerzeit sehr viele Keimlinge und Sprossen zu mir genommen. Von dem Präparat Wobenzym wußte ich damals gar nichts. Viel viel später erfuhr ich durch Dr. Hoffmann, daß die Naturmedizin ganz besonders bei Krebspatienten Enzymtherapien verordnet. Ich aß Sprossen, weil sie so gut schmeckten, ohne zu wissen, daß sie voller Enzyme steckten und ohne zu ahnen, wie viele Vitamine und Spurenelemente und Mineralien in ihnen sind.

Dann las ich in dem „Buch der Sprossen und Keime" von Rose-Marie Nöcker: „Enzyme steuern das Leben, lassen sich aber nicht mit chemischen physikalischen Mitteln auf ihre Wirksamkeit hin testen. Das Lebendige läßt sich nur am Lebendigen messen."

Frau Nöcker beschreibt auch eine Studie des Wissenschaftlers F. M. Peetenger u. O. Simson. Diese beiden Wissenschaftler haben 20 Jahre lang Katzenversuche gemacht. Sie haben die Tiere mit behandelter Milch gefüttert. In der 6. Generation starben die Tiere aus. Das heißt im Klartext: „Sie konnten sich nicht mehr fortpflanzen und blieben steril. Doch schon die vorherigen Generationen zeigten schwere Entartungserscheinungen. Wurde die Milch nicht behandelt, also auch die darin enthaltenen Enzyme nicht durch Erhitzen abgetötet, blieben die Katzen munter. In ihren Gehegen wuchs sogar üppiges Unkraut, dahingegen bei der ersten Gruppe – kein Halm. Das hieß also, daß selbst der Urin und die Kotausscheidung dieser Tiere im einen Fall ätzend war, dahingegen im anderen noch voller Leben. Diese Enzyme aus dem Kot wurden im Boden wieder aktiv und förderten dort Wachstumsprozesse. Der Kreislauf des Lebendigen konnte somit am Lebendigen selbst nachgewiesen werden."

Ist die heutige Gülle, die in Massen anfällt, für die Umwelt lebensgefährlich? Wir können sie nicht mehr auf unsere Äcker bringen, weil sie kein Leben mehr enthält, sondern ätzend für die Felder und Wiesen geworden ist. Die Tiere, die diese Gülle produzieren, werden ja mit chemischen Zusätzen gefüttert und nicht mit Enzymen.

Verstehen Sie jetzt, lieber Leser, was uns die „Wissenschaft" antut? Unser Schöpfer hat den Menschen eine gut funktionierende Welt übergeben. Die „Industrie" Natur hat in Millionen von Jahren noch nie Bankrott anmelden müssen. Doch knapp 40 Jahre haben die Weißkittel „gebraucht", um eine blanke Bankrotterklärung hinnehmen zu müssen. Glauben Sie ja nicht, daß jene aus ihren Fehlern lernen. Sie versuchen im Augenblick nur alles herunterzuspielen und zu vertuschen. Unter dem Motto: „Davon hängen ja so viele Arbeitsplätze ab", bekommen sie jeden nicht nachdenkenden Menschen unserer Gesellschaft dahin, daß er für die Chemie kämpft und nicht begreift, daß man in einigen Jahren zu dem Entschluß kommen wird, daß man Geld nicht essen kann!

Gott ist weder grausam noch ein Rächer! Er schaut nur verzweifelt zu, denn er hat uns ja den absolut freien Willen zuerkannt. Und nur weil das so ist, darf er nicht einschreiten.

An dieser Stelle möchte ich Ihnen noch eine schöne Geschichte erzählen. Vielleicht wachen Sie, lieber Leser, dann endlich auf:

Aus dem Buch „Gott lebt" von John A. O'Brien (im Buchhandel nicht mehr erhältlich).

O'Brien geht zu einem ihm befreundeten Wissenschaftler und sagt zu diesem: „Analysieren Sie mir diesen Grashalm bitte, und nennen Sie mir alle Elemente, aus denen er sich zusammensetzt."

Der Wissenschaftler löste ihn im Laboratorium auf und nannte mir nach der Analyse die Bestandteile: Kohle, Stickstoff, Wasserstoff, Sauerstoff, Eisen, Chlorid, Phosphor, Natrium, Kalium, Silizium.
„Setzen Sie bitte all diese leblosen anorganischen Elemente wieder so zusammen, daß sie den Prozeß der Photosynthese, den elementaren Akt pflanzlichen Lebens durchführen können."
„Das ist unmöglich. Weder ich noch alle Chemiker der Welt können so etwas machen."
„Sind Sie und Ihre Kollegen nicht intelligente Menschen?"
„Wir nehmen es an."
„Und sind nicht die Elemente Kohle, Wasserstoff, Stickstoff und die anderen Bestandteile des Grashalms ohne Intelligenz?"
„Ja!"
„Warum vermögen Sie mit Ihrer Intelligenz und der von allen Chemikern zusammengetragenen Erfahrung nicht das, was diese chemischen Elemente ohne Verstand rasch und mit unfehlbarer Regelmäßigkeit und untrüglicher Genauigkeit tun?"
„Es gibt ein Prinzip, das sie bei der Durchführung dieses komplizierten biochemischen Aktes leitet, eine Macht, einen Geist."
Um auf die Katzenversuche zurückzukommen. Würde man endlich, die Wichtigkeit der Enzyme verstehen, gäbe es in der heutigen Zeit bei Mensch und Tier nur noch lebendige Nahrung. Damit würden die Tiere auch „lebendige Ausscheidungen" haben, und wir hätten keine Umweltprobleme à la Gülle zu bewältigen!
Doch sehen wir mal in Sachen Enzyme und Naturärzte weiter.
Prof. Wrba aus Wien fand heraus, daß die Enzymbehandlung vor, während und nach Bestrahlungen ein hochwirksames Kausaltherapeutikum **ohne jede schädliche Nebenwirkung** für den Patienten ist. Die Unterdosierung oder das vorzeitige Absetzen dieser Mittel sei als Kunstfehler zu betrachten, und es sei unverständlich, daß derartige Präparate „aus Nachlässigkeit oder Interesselosigkeit" den Patienten vorenthalten und von Kliniken und Krankenkassen abgelehnt würden. Das wurde schon 1978 gesagt.
Jedem Krebspatienten, der mich anruft und um Rat in Sachen Ernährung und seelische Beratung an meine Adresse gerät, rate ich dringendst, **sofort** mit Kanne-Brottrunkumschlägen auf die Me-

tastasen und Tumore zu beginnen. Der Brottrunk ist hochgradig enzymhaltig, ebenso das Fermentgetreide. Außerdem geht die Säure direkt über die Haut nicht nur an den „Ort des Geschehens", sie geht auch direkt ins Gewebe und reißt dort die Übersäuerung ans Tageslicht. Sozusagen schlägt der Brottrunk mit seinen Auflagen „zwei Fliegen mit einer Klappe".

Am 18. Juli 1990 erhielt ich aus Dresden folgenden Brief: „Liebe Frau Friebel! Für unsere Begriffe wohnen Sie ganz entschieden zu weit weg.

Als Zustands-Kurzbericht gilt es folgendes zu schildern: Wie Sie wissen, hat mein Mann Lungenkrebs im Endstadium. Man schickte ihn in Dresden zum Sterben nach Hause. (Der Kranke setzte sich schriftlich mit mir in Verbindung. Bei einem Besuch in Dresden lernte ich ihn dann persönlich kennen. Er hatte auf meine Anweisung hin täglich Brottrunkumschläge gemacht.) Die Reaktion der Brottrunkumschläge bewirkten bei meinem Mann einen heftigen Ausschlag (lauter Pickel), und zwar so, wie die Lungenflügel sich abzeichnen – rechts weniger, links stark. Die linke Brustwarze platzte auf, die rechte Brustseite verursachte Schmerzen (Erstverschlimmerung).

Wir haben tüchtig gefettet, und alles kam zum Abklingen. Die Gewichtsabnahme durch die Diät (von mir zusammengestellt) ist beträchtlich. Mein Mann hält tapfer durch. Er muckt und meckert nicht.

Ich selbst (die Ehefrau hat Bronchialasthma, ihr wurde auch Brottrunk empfohlen) habe im Moment tüchtig mit allergischem Ausschlag im Gesicht zu tun und habe lädierte Lippen und eine lädierte Nase (Erstverschlimmerung).

Vor zwei Tagen erhielt ich aus der Schweiz ein Buch geschenkt: „Unerhörtes aus der Medizin" von Dr. med. Jörg Reinhard und Dr. Adolf Baumann, Hallwag Verlag. Auf Seite 187 habe ich folgendes gelesen: „Eine bewußte Lebensführung und eine gesundere Ernährung, durch die die Zellatmung verbessert wird, gehören dazu, vor allem auch **Einspritzungen von Milchsäure.** Die Krebszelle gärt, statt zu atmen. Die Gärung endet in der Milchsäure. Durch eine besondere Diät und eben durch die Verabreichung potenzierter Milchsäure wird die Atmung der Krebszelle verbessert."

Krebspatienten machen auch immer wieder Bäder mit Kanne-Brottrunk. Ein Zahnputzglas voll davon ins Wasser, und man fühlt sich anschließend hervorragend. Über die Haut nimmt man fünfmal so viel auf, als wenn man es innerlich anwendet.

Lassen Sie sich also nicht verrückt machen, wenn man Ihnen sagt, das ist alles nicht bewiesen. Keine wissenschaftliche Studie würde belegen, daß Enzymtherapien wirken. Es gibt über 1500 Studien darüber!

Jeder Arzt sollte eigentlich wirklich wissen, daß Enzyme die chemischen Reaktionen im Körper beschleunigen. Enzyme spielen auch in der Verdauung eine sehr große Rolle. Ist der Darm in Ordnung, ist fast mein ganzer Körper o.k. Auch bei Schnittwunden spielen die Enzyme eine wichtige Rolle. Was da so pocht und tukkert, wenn man eine Wunde am Körper hat, da arbeiten in der Regel die Enzyme wie verrückt!

Die Enzyme indes können noch viel mehr. Sie sind es, die für die richtige Körpertemperatur sorgen. Daß wir immer exakt 37 ° in unserem Inneren haben.

Bert Schwitters schreibt in seinem Buch: „Überleben in einem Körper": „Enzyme sind aus dem Proteinmolekül, Wasserstoffatomen und einem Vitamin/Mineralmolekül gebaut = ohne Vitamine, ohne Mineralien = kein menschlicher Körper". Wir wären, mit einem Wort, gar nicht vorhanden, wenn wir nicht Enzyme besäßen! Wir brauchen täglich nur sehr kleine Mengen Enzyme, dann schnurrt unsere Lebensmaschine vergnügt und munter weiter.

Wir selbst sind unsere eigenen Mörder, wenn wir uns falsch ernähren und auf die falschen Götter hören.

Richtige Nahrungsmittel haben sehr viele lebende Enzyme! Brottrunk ist ein Gärstoffprodukt, es lebt unentwegt.

Plastiknahrung entleert die Enzyme aus unserem Körper und macht ihn zu einer Giftfabrik.

Besonders basische Gemüse und basische Obstsorten enthalten vielerlei Enzyme, die Proteine aufbrechen. Zuckerspaltende En-

zyme können keine Proteine verdauen. Enzyme benötigen Feuchtigkeit. Deswegen ist es ja auch so wichtig, daß man täglich 2 bis 3 Liter Flüssigkeit zu sich nimmt.
Dr. E. Schneider schreibt in seinem Buch: „Kampf dem Krebs mit Diät“: „Enzyme sind die Heinzelmännchen des Stoffwechsels!“
Also muß ich jetzt nur noch wissen, wie der Stoffwechsel funktioniert!

Wie funktioniert unser Stoffwechsel?

In meinem Buch „Essen Sie gern Tapetenkleister?“ habe ich den Stoffwechsel wie folgt beschrieben: „Die eine Zelle „sagt“ zu ihrer Nachbarzelle: „Hör mal zu, Kumpel, ich segne jetzt das Zeitliche, o.k. Du weißt, was du tun mußt?“
Die Nachbarzelle antwortet praktisch: „In Ordnung, Kumpel. Ich werde mich sofort verdoppeln und ersetze dich dadurch. Mach's gut.“
Die erste Zelle sagt dann noch einmal: „Aber wenn ich tot bin, mußt du dafür sorgen, meine tote Hülle rauszuwerfen, verstanden? Sonst vergiftest du das Umfeld und dich auch. Das weißt du doch?“
„Klar. Ich bin doch nicht blöde“, sagt die andere Zelle. Und sie macht auch genau das, wozu sie lebt. Sie verdoppelt sich und zugleich sorgt sie dafür, daß die tote Zelle verschwindet, wenn, ja wenn man sie nicht gewaltsam in ihrer Arbeit behindert. Sie müssen wissen, daß pro Sekunde 10 Millionen Zellen in uns sterben und wieder ersetzt werden. Wir sterben und werden immerzu neugeboren und bemerken es noch nicht einmal.
Seinerzeit habe ich mich zuerst auf meinen Stoffwechsel „gestürzt“. Ich wußte, ich hatte nur eine Chance, den Krebs zu überstehen, wenn ich ihn „rausschmeiße“. Dazu durfte ich aber nicht meinen Stoffwechsel behindern. Das war sehr logisch! Glaubte ich – und sprach mit meinem behandelnden Arzt darüber. Damals! Er verstand mich gar nicht! Also blieb mir mal wieder nichts anderes übrig, als mich schlau zu machen.
Innerhalb von sieben Jahren werden im Verlauf unseres Stoffwechsels sämtliche Baustoffe des Körpers, sämtliche Atome und Moleküle aller unserer Zellen ausgetauscht und erneuert. Als ich das las, wußte ich: Ich habe eine sehr große Chance, wieder gesund

zu werden. Ich selbst bin ja als Kranker Täter, niemals Opfer. Krankheiten kommen nicht angeflogen, schon gar nicht Krebs. Alle Krankheiten sind das Produkt vieler kleiner Sünden. Also, wenn ich mich krank mache, wieso kann ich mich dann nicht auch wieder gesund machen? Der Stoffwechsel ist ja so freundlich und hilft mir sogar dabei. Das heißt, wenn ich ihn nicht in seiner Arbeit behinderte.

Im gleichen Rhythmus aber entwickelt und wandelt sich auch unsere Seele. Also sprichwörtlich werde ich alle sieben Jahre ein anderer Mensch! Der Babykörper von mir ist schon vor langer Zeit gestorben! Ich bin ein neuer Mensch, ich wachse nicht, ich sterbe, um mich neu zu gestalten.

In den Zeiten um die 28, 35, 42 Jahre erhalten wir wesentliche Anstöße für unser weiteres Leben; Einbrüche oder Krisen die das Leben in eine neue Bahn lenken. Nicht selten sind das 28. und 56. Jahr Wendepunkte im Leben eines Menschen. Dieses durfte ich in der Kabbala nachlesen.

Ich bin im 42. Lebensjahr an Krebs erkrankt. In den zurückliegenden Lebensjahren durfte ich immer wieder erfahren, daß Menschen sich total verändern können.

Wenig später las ich dann in dem Buch „Hoffnung auf Heilung" von Anton Stangl folgendes: „Brottrunk regt den Stoffwechsel an. Unsere roten Blutkörperchen leben nur vier Monate. Jede Sekunde werden rund 2½ Millionen Blutkörperchen neu gebildet.

Bringe ich meinen Stoffwechsel in Ordnung, schaffe ich jede Krankheit aus meinem Körper. Ärzte sollten sich mal diesen Spruch merken: Auch die beste und gelungenste Operation beweist nur, daß der Arzt die Krankheit nicht zu heilen verstand. Mit einer Operation beseitigt man nie die Ursache einer Erkrankung! Haben Sie schon mal erlebt, daß Ihr Arzt sich um Ihren Stoffwechsel kümmert. Wenn ja, dann haben Sie einen guten Arzt.

Untätigkeit schwächt, Überanstrengung schädigt, Übung kräftigt. Mit der körperlichen Bewegung und der Aktivität wird auch der Strom der Körpersäfte, z. B. Blut, Lymphe, sowie der Stoffwechsel stark angeregt. Vergessen wir also nie mehr, daß das Blut sämtliche Körperzellen, ja sogar den Zahnschmelz mit Sauerstoff sowie allen

erforderlichen Nähr - und Wirkstoffen versorgen muß. Das wußte auch Pfarrer Kneipp.
Trinken Sie öfters am Tage Wasser. Es hat die großartige Eigenschaft, andere Stoffe zu lösen. Vor allem der ältere Mensch braucht das Wasser, zumal die Ausscheidungsfähigkeit der Nieren im Alter abnimmt und dadurch ein Teil der Stoffwechselreste – unter anderem Harnsäure – im Körper verbleibt.
Wenn Sie dem Wasser noch Brottrunk hinzufügen, reichern Sie es zusätzlich mit einer Art „Sauerstoff" an. Dieser ist ja für die Zellatmung lebenswichtig.
Altersverwirrtheit entsteht zum Teil dadurch, daß die älteren Menschen zu wenig trinken. Von Altenheimleiterinnen darauf aufmerksam gemacht, erhielt ich die Antwort: „Das wissen wir. Aber wir müssen sie dann so oft zur Toilette begleiten. Deswegen bekommen die alten Leute so wenig zu trinken."
Verwirrte Menschen kann man ja auch besser „verwahren". Denken dürfen Sie, lieber Leser! Vergessen Sie nicht, Sie werden auch mal älter!
Selbst Neid, Haß, Ärger, Furcht und Angst stören den Chemiehaushalt des Körpers und haben dann Stockungen und Verkrampfungen zur Folge. Also kann Kumpel eins Kumpel zwei nicht rechtzeitig rausschieben.
Und vergessen Sie auch diesen Satz nie mehr, lieber Leser: „Man muß die Tatsache respektieren, daß nicht nur Krankheit anstekkend ist, sondern auch Gesundheit und Frische". Das sagte ein Arzt um 1887, nämlich Charles Waldemar!
Daß Vitamin E von Bedeutung im Zellstoffwechsel ist, hat sich mittlerweile tatsächlich auch schon herumgesprochen. Nur nimmt man dann wieder zuviel davon. Auch Magnesium ist gut bei allen Stoffwechselprozessen. Wir haben ja jetzt schon erfahren, daß auch im Brottrunk Vitamine und Mineralstoffe vorhanden sind.
Ganz wichtig zu wissen ist: Bei jedem Krebs liegt eine Stoffwechselstörung vor. Würde man also diesen ständig beobachten, könnte möglicherweise gar kein Krebs entstehen. Dann erst ist eine echte Krebsvorsorge möglich. Wird eine Störung des Stoffwechsels behoben, klappt auch wieder die normale Körperabwehr und der

Krebs wird am Entstehen gehindert. Mit anderen Worten: Wenn man immer basisch ißt, findet eine Übersäuerung und damit eine Störung des Stoffwechsels erst gar nicht statt.
Ich habe ja zu Anfang schon erwähnt, daß, wenn man seinen Körper entsäuert, dies nicht ohne Schmerzen abgeht. Der Ausscheidungsprozeß beginnt gewöhnlich mit Schmerzen. Sie beginnen in der Nackengegend, bewegen sich dann nach unten und oben: Arme, Beine, der ganze Körper, bis zum Kopf – das ist dann für gewöhnlich die letzte Schmerzphase. Sie schließt mit reichlichem Schleim, der durch die Nase abgesondert wird. Aber auch Erbrechen, Durchfall, Fieber können dazu gehören. Wenn das eintritt, findet die Ausscheidung sehr vehement statt.
Während dieser Phase wird auch alter Stuhl abgestoßen, schwarz gefärbt und evtl. kleine Steine enthaltend. Die Haut kann sich abschälen. In dieser ganzen Zeit ist das Denken sehr klar!
Dies zu wissen ist sehr wichtig für Krebspatienten, bekommen diese Menschen doch fast immer einen Schock. Wenn sie anfangen, sich zu entgiften und es dann überall „kracht und knackt", glauben sie sofort, es sei ihr Krebs.
Bei Paracelsus habe ich folgende Information gefunden: „Wenn wir vom Standpunkt letzter Erkenntnis aus die Krankheitsursachen beschreiben wollen, so würden wir nur eine einzige Ursache finden, nämlich den **Ungehorsam gegen das Gesetz der Natur.**"
Hippokrates schreibt: „Die Menschen finden die Heilmittel nicht durch Überlegung, sondern eher durch glücklichen Zufall, und die Fachleute finden keineswegs mehr als die Laien."
Eine Zelle, die gesund bleibt, d. h. frei von den Giften ihrer eigenen Ausscheidungen, wird ewig leben. Sie ist unsterblich.
Darf ich wieder mit einer kleinen Geschichte aufwarten?
Im **Jahre 1911** horchte die ganze Welt auf, als Dr. Alexis Carre, USA, verkündete, daß es ihm als ersten gelungen sei, lebendes Gewebe auf Glasplättchen des Mikroskops zu züchten und zu beweisen, daß Zellen unseres Körpers auch ganz allein wachsen und gedeihen können, vorausgesetzt, daß sie **richtig ernährt** und ihre Ausscheidungen sorgfältig entfernt werden. Wenn man jedoch die von ihnen ausgeschiedenen Abfallstoffe nicht täglich entfernte,

verkümmerten sie bald und starben nach einiger Zeit, **trotz guter Ernährung.** Ließ man die Zellen aber ein paar Tage ohne Nahrung, beseitigte jedoch sorgfältig ihre Ausscheidungen, wiesen die Zellen keinerlei Zeichen von Entartungen auf **und erholten sich rasch,** wenn man ihnen wieder Nahrung zuführte.
Die Zellen aus dem Jahre 1911 wachsen auch heute noch und werden wahrscheinlich unbegrenzt weiterleben. Lebendes Gewebe ist unsterblich, wenn das Reinigungsverfahren vollendet und die Nahrungszufuhr die richtige ist. Die Zellgewebe sterben nicht an Hunger, sondern an **Selbstvergiftung.**“
Seit 1911 kennt man also das Geheimnis! Und doch wird auch dieses Wissen totgeschwiegen! Richtige Nahrung – richtige Ausscheidung, das ist alles.
Wie Dr. Hoffmann immer auf Vorträgen schmunzelnd erzählt: „Jeder von uns könne bis zu 120 Jahre alt werden. Die Kunst, länger zu leben, besteht darin, es durch falsche Ernährung nicht selbst zu verkürzen.“
Edgar Cayce, der große Seher aus Amerika (lebte Anfang unseres Jahrhunderts), schreibt in seinem Buch: „Jede Aktivität, ob es das Schlagen des Herzens oder eine Bewegung der Hand ist, der Gebrauch des Sehvermögens, das Sprechen, das Gehen oder was auch immer, zu allem wird vom Körper Energie verbraucht, und diese Energie hinterläßt das, was man als ‚Asche‘ bezeichnen könnte, oder was wir Schlacken zu nennen pflegen. Diese müssen durch die Aktivität der Leber und der Lunge weggeschafft werden. Ohne körperliche Aktivität können auch die Mineralstoffe nicht aktiv werden und bleiben wirkungslos. Der Mensch wird infolgedessen müde und sehr träge!“
Wenn ich Brottrunk trinke, bin ich beileibe nicht müde und träge. Im Gegenteil!
Was für Sie vielleicht von sehr großem Interesse sein dürfte, das sind die 7 Punkte zur Verzögerung des Alterungsprozesses. Auch von Cayce beschrieben.

1. Erhaltung der Gesundheit.
2. Gleichgewicht zwischen geistigen und körperlichen Aktivitäten.
3. Selbstdisziplin im Gefühlsleben.

4. Herausforderung zur Selbstverwirklichung.
5. Motivation für ein sinnvolles Leben.
6. In Liebe und Freundschaft geben und nehmen.
7. Vernünftige Anpassung etwa an gegebene finanzielle Verhältnisse.

Denken Sie mal weiter darüber nach!
Cayce warnt: Wenn eine Zelle im Organismus zurückbleibt, die ausgeschieden werden sollte, oder eine Zelle, die sich in einem Zustand der Inaktivität befindet, dann können alle Zellen um sie herum diese eine Zelle nicht heilen.
Der Organismus muß genügend Lymphe oder Leukozyten produzieren, um sie hinauszubefördern, damit Ersatz an ihre Stelle treten kann. Vergleich: Ein verfaulter Apfel, der in einem Korb zurückbleibt, kann den ganzen Korb anstecken, aber wie viele gesunde Äpfel um ihn herum auch sind, der faule Apfel wird dadurch nie mehr gesund.
Zweiter Vergleich: Chemotherapie zerstört nicht nur Krebszellen, sondern auch sehr viele gesunde Zellen, und man glaubt, dadurch den Krebs besiegen zu können. Naturmedizin kümmert sich gar nicht um die Krebszellen, sondern aktiviert das Körpersystem, indem er die Leukozytenzahl erhöht (Soldaten im Körper).
„Halten Sie fest an dem Wissen, daß der Körper sich erneuern kann und es auch tut!" – Cayces mahnende Worte sollten wir nie mehr vergessen.
Krebskrankheit ist nichts anderes als eine Zerfallserscheinung des Stoffwechsels.
1972 fanden zwei Wissenschaftler, Rahn und Crile, heraus, daß Zellen Informationen austauschen können, indem sie ihre Botschaften in Form einer speziellen elektromagnetischen Strahlung verschlüsseln. Die sowjetischen Wissenschaftler arbeiteten mit einem elektronischen Auge, das durch einen Fotoelektronenvervielfacher verstärkt wurde und das Energieniveau der auftreffenden Strahlung selbsttätig über einen Streifenschreiber aufzeichnete. Sie entdeckten, daß die Ultraviolettstrahlung der Kulturen konstant blieb, solange die Lebensprozesse normal abliefen. So-

bald jedoch eine Zellkolonie gegen eine Infektion anzukämpfen hatte, verstärkte sich die Strahlung. Und so unglaublich das klingen mag – die Schwankungen in der Strahlenintensität des UV-Lichts übertrugen Informationen, die von der zweiten Zellkolonie empfangen wurden – wie Worte, die durch die Punkte und Striche des Morsealphabets übermittelt werden.

Alle lebenden Zellen produzieren eine unsichtbare Strahlung.

Als ich das las, war ich verdutzt. Hatte ich nicht in meinem Buch „Essen Sie gern Tapetenkleister" geschrieben, daß die Zellen miteinander Informationen austauschen? Ich hatte mir das seinerzeit nur ausgedacht, um den Stoffwechselvorgang bildlich darstellen zu können. Ich habe also damit genau ins Schwarze getroffen.

Lange weiß die Wissenschaft schon, daß jede Zelle in unserem Körper ein eigenes Lebewesen ist.

Und dann durfte ich bei Lorber lesen: „So eine Zelle des Menschen aus der Ordnung fällt und eine Eigenständigkeit außerhalb des Dienens der Einheit Mensch entwickelt, so wird der Mensch krank. Niemals jedoch kann sich eine Zelle außerhalb und ohne Hilfe der Einheit des Menschen verselbständigen. Nur Disharmonien zwischen Seele und Geist des Menschen lassen eine Eigenständigkeit der Zellen zu (Krebswucherung).

Wenn sich also Eure Hautzellen jede Woche erneuern, könnt Ihr mit Euren Gedanken und Gefühlsimpulsen jegliche Hautkrankheit innerhalb dieser Zeit heilen."

Soweit alles über den Stoffwechsel und seine Funktionen.

Der Organismus kann auch gegen die eigenen Zellen Antikörper bilden. Der Grund dafür ist noch unbekannt.

Ich hoffe, ich habe Sie nicht überfordert.

Gibt es wissenschaftliche Untersuchungen über den Brottrunk?

Natürlich gibt es die!
Ganz besonders wichtig empfinde ich die Studie über den Sauerstoffgehalt im Blut. Schreibt doch Prof. Otto Warburg: „Wenn wir die Sauerstoffnot des Organismus aufheben, ist der Krebs besiegbar!"
Ich habe ja schon von den Versuchen mit dem Tontopf geschrieben. Er säuberte sich sozusagen selbst. „Er war vorher gut ab- und ausgewaschen worden, aber er war schon sehr alt. Es hatten sich möglicherweise im Ton im Laufe der Jahre verschiedene Stoffe abgelagert. Aber durch die Milchsäuregärung trat nun nach außen ein dickflüssiger Schleim auf. Prof. Schulz, Bremen, leider schon verstorben, sah den Ton vergleichbar als menschliche Zelle an. „Von diesem Zeitpunkt an wußten wir Wissenschaftler, daß die Getreidesäure eine reinigende Wirkung auf die Zelle ausüben kann. Sauerstoffnot im Körper entsteht auch durch **falsche Ernährung.**"
Die Sauerstoffnot kann aber auch unzählige andere Ursachen haben, wie z. B. zu wenig Bewegung, verminderter Sauerstoff der Luft in unseren Wohnräumen oder Chemikalien in unserer Nahrung, die den Körper langsam vergiften. Wir wissen, daß es Lebensmittel gibt, die zu besseren Blutwerten führen und so die Sauerstoffnot des Körpers beheben können.
Nach Prof. Boenke essen wir zehnmal soviel Fleisch wie vor 80 Jahren, fünfzigmal soviel Zucker wie vor 50 Jahren. Wir essen sehr viel Gemüse aus Dosen, also nicht frisch, im Ganzen alles Zusammenhänge, die die Sauerstoffnot im Organismus vergrößern. Da wundern wir uns, daß Krebs und der Herzinfarkt auf dem Vormarsch sind, des weiteren auch Hautkrankheiten. Sie stellen ebenfalls ein **Stoffwechselproblem** dar.

Herr Kanne erzählt: „Ich fragte einen Doktor der Chemie: „Was ist Sauerstoff?"
Antwort: „Sauerstoff ist ein gasförmiger oder flüssiger Stoff, der, wenn er aus der Luft resorbiert wird, 150 Grad minus hat." Ein Lebensmittel im wahrsten Sinne des Wortes ist unsere Luft. Die Luft ist ein Mittel zum Leben! Von dieser Seite her gesehen, ist bei der heutigen Luftverschmutzung der Mensch sehr krankheitsanfällig, ja krebsgefährdet. Behandelte Lebensmittel, die zur Speisung und Nahrung des Menschen dienen, können sehr schnell auch zur Krankheit führen.
Zuviel Eiweiß und weißer Zucker bringen alle Lebewesen und gerade den Menschen in eine schlechte Gesundheitslage.
Man kann sehr gut fühlen, wie sich der Körper durch die Atemluft kräftigt, wie eine Frische durch den Körper zieht, die den ganzen Tag anhält, wenn man sich eine Stunde an frischer Luft bewegt. Radfahren zum Beispiel ist in der Tat so etwas wie ein Sauerstoffbad. Die Sauerstoffmenge des Blutes läßt sich nach diesem Körpertraining auch messen.
Um dieses nachprüfen zu können, benutzte man ein Sauerstoffmeßgerät von Prof. von Ardenne (dieses wird auch in der Krebstherapie angewandt).
Die Ärzte, die diese Studie überwachten, sagten folgendes: „Wir machten bei Fremden und Bekannten unblutige Messungen und haben dabei eine kleine Sensation festgestellt: Der Meßwert beträgt im Mittel ca. 70 mm Hg. Nach der vorgeschriebenen Meßzeit geben wir zwei Glas Brottrunk à 0,1 Liter. Nach 30 Minuten messen wir wieder, fast immer ist der Sauerstoffpartialdruck des Blutes bis zirka 20 Prozent gestiegen!
Meßergebnisse nach der Sauerstoff-Meßmethode von Prof. Dr. h.c. mult. Manfred von Ardenne:
Bei jeder Person wurde 15 Minuten lang der Sauerstoffgehalt des Blutes gemessen. Der höchste Wert innerhalb dieser Zeit wurde notiert.
Dann bekam jeder drei Gläser à 0,1 Liter Brottrunk zu trinken, und nach 45 Minuten wurde erneut gemessen.

Personen	Sauerstoffgehalt vor Einnahme des Brottrunks	nach Einnahme des Brottrunks
Herr K.	67	88
Frau K.	82	90
Frau M.	63	79
Frl. U.	69	79
Frau S.	78	87
Herr T.	83	86
Herr T.	82	98
Frau G.	80	93
Herr B.	73	83
Herr Dr.	65	72
Herr B.	72	77
Herr D.	87	94
Frau F.	75	87
Herr F.	65	71
Herr M.	80	90
Frau M.	79	84
Frl. B.	86	92
Frau W.	65	68
Frau W.	78	82
Herr N.	80	101
Frl. K.	77	89
Frau R.	80	90
Frau K.	80	84
Frau H.	60	66
Herr H.	75	84
Herr N.	75	90
Frau K.	78	87
Herr K.	80	92
Herr M.	66	79
Frau C.	88	90
Frau F.	60	77
Herr K.	75	91

Sie sehen, lieber Leser, bei allen Testpersonen war nach kurzer Zeit der Sauerstoffpartialdruck im Blut gestiegen. Ich finde es deswegen schon sehr bemerkenswert, da auch die Naturärzte besonders bei Krebspatienten eine Sauerstofftherapie einleiten. Man kann diese Sache also noch mit einem Lebensmittel unterstützen.
Begreifen Sie jetzt langsam, wie wertvoll der Brottrunk für uns Menschen ist?
Der Mediziner Dr. Kuhl hat uns als Erbe ein Buch hinterlassen mit dem Titel: „Eine erfolgreiche Arznei- und Ernährungsbehandlung gutartiger und bösartiger Geschwülste", Humata Verlag. In diesem Buch hat er klar herausgearbeitet, wie gesund Völker sind, die sich milchsauer ernähren. Er berichtete, daß bei diesen Völkern Krebs kaum auftritt und warnt ganz entschieden vor Kunstsäurebroten. Wörtlich schreibt er: „Da die Ausleitung der krankhaft gespeicherten Gewebemilchsäure ernährungsmäßig nur durch milchsäurehaltige Lebensmittel möglich ist, so wird es offenbar, daß selbst eine Vollwertnahrung ohne Milchsäuregärungsprodukte die Krebskrankheit nicht verhüten kann, und daß die jahrtausendealte Milchsäuregärung zur Schaffung der spezifischen Krebsschutzkost wieder in das Leben der zivilisierten Menschen zurückgeführt werden muß."
Er erkannte, daß man mit lebendiger Milchsäure den vielen Plagegeistern im menschlichen Lebensbereich beikommen kann.
„Im Getreidekorn sind die Vitamine und Mineralstoffe, die unser Gehirn versorgen, die unser Rückgrat stärken, die unseren Verdauungsapparat arbeiten lassen, die unsere Knochen elastisch erhalten, unsere Fortpflanzungsorgane durch den Keimling kräftigen und unser Blut reinigen."
Auch Dr. Kuhl wußte im Basen-Säure-Haushalt richtig Bescheid, wenn er schreibt: „Daß die krankhafte Gewebemilchsäure, also was uns sauer und kaputt macht, wie wir sagen, nur durch milchsäurehaltige Lebensmittel wieder ausgeleitet werden kann."
Das Milchsäure-Gärungssprodukt enthält in biologisch aufgeschlossener Form alle Lebensstoffe des ganzen Getreidekornes in einem natürlich entstandenem milchsauren Gefüge mit aktiven Fermenten und entwicklungsfähigen Milchsäurebakterien.

Die Milchsäure:
- aktiviert den Stoffwechsel,
- fördert die Lebensfunktionen,
- regeneriert die physiologischen Darmbakterien,
- erhöht die Sekretion von Verdauungsfermenten, (besonders wichtig bei Völlegefühl)
- entschlackt und entwässert das Grundgewebe,
- reinigt das Blut,
- ist reich an zuckerspaltenden Fermenten, (wichtig für Diabetiker)
- entlastet den Kreislauf,
- vitalisiert den ganzen Organismus.

Aufgrund seines hohen Potentials an biologisch aktiven Substanzen, essentiellen Aminosäuren, Mineralstoffen, Spurenlementen, Vitaminen, aktiven Fermenten, wird die Zellerneuerung von lebensfähigen Milchsäurebakterien ganz erheblich gefördert.
Wenn Ihnen das noch nicht genügt, dann können Sie sich die Broschüre über eine „Wissenschaftliche Untersuchung über die Wirkung eines lactathaltigen Getränkes aus fermentierten Getreiden auf den Stoffwechsel des Menschen" von Prof. med. Fritz Matzkies, Bad Neustadt, der Firma Kanne zuschicken lassen.
Professor Matzkies hat eine großangelegte Studie durchgeführt.
Ein paar Kostproben davon möchte ich Ihnen hier nicht vorenthalten.
„Sehr auffallend war die Normalisierung der Kalium-, Calcium- und Magnesiumwerte im Blut. Wie aus Tabelle 5 zu entnehmen, enthält das Produkt 310 mg Kalium, 75 mg Calcium und 65 mg Magnesium. Durch die Zufuhr von 1,4 Liter pro Tag werden erhebliche Mengen dieser Elektrolyte aufgenommen, so daß die rasche Normalisierung der erniedrigten Serumwerte verständlich wird. Andererseits finden sich unter klinischen Bedingungen auch nach Gabe der Elektrolyte keine so raschen Normalisierungen dieser Werte. Man kann daher annehmen, daß die Mineralstoffe Kalium, Calcium, Magnesium aus dem sauren Getränk besser resorbiert werden. Entsprechende Untersuchungen hierzu befinden sich in Vorbereitung.

Das Enzym alkalische Phospatase ist ein sehr empfindlicher Wert für Schädigungen im Bereich der Gallenwege. Eine Konzentrationsänderung für dieses Enzym ließ sich weder im Einzelfall noch im Kollektiv nachweisen. Die Serumglutamatoxalacetattransaminase (SGOT) die Serumglutamatpyruvattransaminase (SGPT) und die Gamma-Glutamyltransaminase (Gamma-GT) gelten allgemein als empfindliche Parameter des Leberzellstoffwechsels. Bei geringsten toxisch-nutritiven Schädigungen wäre somit ein Anstieg dieser sehr empfindlichen Parameter zu erwarten gewesen. Durch Untersuchungen konnte mit großer Sicherheit eine Enzymaktivierung ausgeschlossen werden. Auch die Enzyme der Bauchspeicheldrüse, die Amylase und Lipase, zeigten keine Tendenzen zur Veränderung. Negative Einflüsse auf das Pankreasorgan sind daher nicht zu erwarten.

Die rechtsdrehende D-Milchsäure, welche bei der Produktion von Sauerkraut und sauren Gurken, aber auch von Joghurt entsteht, wird im Stoffwechsel etwas langsamer umgesetzt als die physiologische, im Stoffwechsel des Menschen selbst entstehende L-Milchsäure (2,3). Giesecke und Stangassiger untersuchten die Metabolisierung von D-Milchsäure an freiwilligen Versuchspersonen (1).

Die Autoren fanden bei ihren Probanden keine wesentliche Beeinträchtigung des Allgemeinbefindens. Sie gaben dabei 50 mg/kg/Tag als Minimum und 200 mg/kg und Tag als Maximum. 2,4% der applizierten Dosis wurden im Verlauf von 25 Stunden wieder mit dem Urin ausgeschieden.

Da man davon ausgehen kann, daß D-Lactat ebenso wie L-Lactat vollständig resorbiert wird, müssen also 97,6 % im Stoffwechsel umgesetzt worden sein. Die Enzyme für den D-Lactat-Stoffwechsel sind inzwischen gut bekannt (Übersicht 2). Bei unserer Untersuchung gaben wir durchschnittlich 120 mg/kg und Tag. Diese Dosis wurde auch von Stangassinger als verträglich erkannt."

Mehrere Kilogramm an Flüssigkeit und Nahrung (Feststoffe) werden täglich dem Magen zugeführt. In gleicher Menge erscheinen diese als „Verdauungssäfte" im Dünndarm. Die täglich ausgeschiedene Kotmenge beträgt aber nur 130 bis 150 Gramm! Die Summe aus Tagesurin und Kotmenge ergibt dabei keine Bilanz zu dem, was der Körper „für sich behalten hat“, weil hochkalorische Ernährungs- und Trinkgewohnheiten (Alkohol, Fette, Zucker oder große Gewichtsmengen pflanzlicher Eiweiße) folglich eine kalorische Bilanz und keine Gewichtsbilanz der Nahrungszufuhr darstellen.

Wichtig für den Menschen ist, daß die durch Milchsäuregärung erzielte saure Darmreaktion die Entwicklung und den Aufstieg von Fäulnis-Bakterien in obere und der Verdauung dienende Darmabschnitte hemmt.

Die Milchsäure erfüllt dabei eine Sperrfunktion, weil Fäulnis im oberen und mittleren Dünndarm die Nahrungsauswertung so stören würde, wie Terroristen eine halbwegs geordnete Staatsfunktion zu lähmen vermögen. Lebensmittelchemikern und -technologen, und selbst im Streß des Alltags überlasteten Ärzten fehlt gelegentlich dieser „physiologische Durchblick“ in Sachen Bewertung der Milchsäure nach Vorkommen.

Gärungs- und Fäulnisbakterien der verschiedensten Menschen zeigen daher unterschiedlichste Widerstandskraft gegeneinander (Resistenzen): Wir verstehen nun, warum ein Mensch Zufuhr von Pflanzennahrung benötigt, um durch ausreichende Gärungsprozesse in seinem Darm die Fäulnis zu hemmen, damit es nicht zur Fäulnisdyspepsie kommt. Dyspepsie (Ungleichgewicht an Verdauungssäften) ist eine Miß- oder Fehlverdauung, zunächst mit Appetitlosigkeit bis hin zu Durchfällen und Erbrechen mit Mineralstörungen und Störungen des Säure-Basen-Gleichgewichts.

Rein vegetarische Kost ist demnach aus Gründen des menschlichen Darmsystems (Mischkostverzehrer-Mischdarm) nicht empfehlenswert, da sie in **bestimmten Fällen als Heilnahrung** bei Krankheiten dient. Was bei bestimmten Krankheiten gut ist, das muß und braucht lange nicht im gesunden Organismus Tagesordnung mit Unordnung als Folge sein.

„Ein anderes bei Laien wenig bekanntes Exempel zum nahezu lebensnotwendigen Bedarf Milchsäure produzierender biologischer Bakterien bieten die sogenannten Döderlein-Stäbchen, benannt nach dem Gynäkologen Prof. Dr. Albert Döderlein (1860–1941). Das Lactobacterium acidophilum bildet Milchsäure in der Scheide geschlechtsreifer Frauen zur Abwehr und als biologische Barriere gegen Krankheitserreger."

Ich persönlich kenne einen Gynäkologen, der Scheidenspülungen mit Brottrunk vornimmt. Ich empfehle jeder Frau, hin und wieder ein Sitzbad in der Dusche mit Brottrunk vorzunehmen. Dazu benötigt man 1 Zahnputzglas voll Brottrunk. Ganz besonders bewährt hat sich das auch beim Scheidenjucken.

Ein paar Auszüge aus einer Rede, gehalten am 7. 12. 1989 vor eingeladenen Ärzten in Dortmund. Dort sagte der oben erwähnte Gynäkologe folgendes: „... Hingegen spielt die optisch linksdrehende D-Milchsäure als aktiv verflüssigter Ballaststoff eine wichtige Rolle bei den Abbau- und Ausscheidungsvorgängen im Stoffwechsel, also bei der Entgiftung.

Meine grundlegende Einnahme-Empfehlung lautet:

3mal täglich ½ Glas Brottrunk vor den Mahlzeiten. Außerdem morgens zwischen 11 und 12 Uhr – also beim ersten Leistungstief – 2 Teelöffel Fermentgetreide und nochmals abends 1 Stunde vor dem Schlafengehen 2–4 Teelöffel Fermentgetreide in Wasser einrühren.

Bei Erstanwendern ist unbedingt ein Hinweis auf den Geschmack angebracht! Der unverwechselbare Geschmack nach Sauerkrautsaft bedarf der Erklärung, weil sonst unnötige Abneigung gegen dieses universelle diätetische Nahrungsmittel entstehen könnte.

Auch bei der Behandlung von Mykosen sind beste Erfolgsaussichten zu verzeichnen ...

... Da das milchsauer vergorene Diätetikum den Stoffwechsel in Richtung Aufbau und Abbau mit Ausscheidung fördert, empfehle ich die Anwendung immer zur Entgiftung bei längerer Einnahme der Antibabypillen (diese Pille reißt viele Vitamine, wie z. B. Vitamin C, B, an sich, Anmerk. der Autorin).

Lassen Sie mich abschließend auch noch etwas sagen zu den Tumorleiden. Es gibt auch auf diesem Gebiet Erfolge zu berichten. Wie kann man sich diese Besserungen erklären?

Maligne (Krebs-)Zellen zehren stoffwechselseitig den Organismus aus, indem sie die Blutglukose quasi auffressen und L-Lactat übriglassen. Der Glukose-Wiederaufbau aus diesem L-Lactat in

der Leber verbraucht energiereiche Phosphatverbindungen, die ATP – Adenositriphosphorsäure. Diese defizitäre Stoffwechselbilanz könnte durch eine Puffer-Wirkung des D-Lactats günstig beeinflußt werden. Auffällig bei der Untersuchung Tumorkranker sind die fast immer vorhandene Abwehrschwäche, ein Antikörper-Mangel-Syndrom, Störungen im Intermediärstoffwechsel, im Blutbild und im Mineral-Elektrolyt- und Spurenelementhaushalt. Nun ist gerade in den letzten Jahren das Spurenelement Selen nach aufsehenerregenden Untersuchungen über die unterschiedliche Krebshäufigkeit an der West- bzw. Ostküste der Vereinigten Staaten in den Vordergrund des Interesses gerückt."
Vorgetragen von Dr. Knopp, Münster.

Es heilt also nicht der Brottrunk, sondern die Spurenelemente, die im Brottrunk enthalten sind.
Sie sehen also, lieber Leser, es sind schon sehr viele Ärzte damit beschäftigt, in ihrer Praxis Studien vorzunehmen.
Hans-Ludwig Vogel hielt einen Vortrag am 4. 11. 87 und machte ebenfalls darauf aufmerksam, daß „unser Gehirn 200mal mehr Sauerstoff verbraucht als jeder arbeitende Muskel. Es verbraucht 200mal mehr Sauerstoff als die Muskulatur eines Bergsteigers oder Radfahrers.
Der Herzmuskel verwendet L-Milchsäure als Energiequelle mit der Maßgabe, daß L-Milchsäure im Herzmuskel gebildet wird – nicht aber an das Blut wieder abgegeben wird, wie dies im Falle des Skelettmuskels erfolgt.

Menschen wie du und ich

Um der Einfachheit willen werden auf den nächsten Seiten immer nur die Wörter Kanne-Brottrunk und Fermentgetreide erscheinen. Ich möchte aber nochmals betonen, die Substanzen, Vitamine, Spurenelemente, die lebende Milchsäure und Enzyme sowie der Sauerstoff sind die eigentlichen Verursacher, wenn es Menschen bei bestimmten Krankheiten gelingt, diese zu heilen oder sich erheblich besser zu fühlen.
Daß Vitamine und Spurenelemente eine Heilwirkung besitzen, hat schon seit geraumer Zeit die Medizin herausgefunden und viele Arbeiten darüber verfaßt. Der Brottrunk hat insofern eine Sonderstellung, da er vieles in sich vereinigt.
Die Schöpfung, also Gott, hat sich sozusagen im Korn sichtbar gemacht und hilft uns mit, unsere Leiden in den Griff zu bekommen. In allen Berichten ist aber immer wieder die Aussage enthalten, daß man die Ernährung für die Zukunft verändern muß. Krankheit kommt nie angeflogen. Der Körper, also ich als Person, habe in langen Jahren falsch gelebt. Deswegen bin ich krank geworden. Bei der Firma Kanne sind viele Hunderte Berichte von Menschen, die schon den Brottrunk trinken, eingegangen. Ich habe sie alle gesichtet und gelesen. Ich werde jetzt alphabetisch mit einigen Krankheitsbeschreibungen beginnen. So können Sie, lieber Leser, selber herausfinden, bei welchen Erkrankungen der Brottrunk eine Hilfestellung geben kann.
Menschen wie du und ich haben eingesehen, daß sie sich grundlegend ändern müssen, wenn sie wieder gesund werden wollen.
„Gesundheit ist nicht alles, aber ohne Gesundheit ist alles nichts", sagte schon Arthur Schopenhauer (1788–1869).
Seit über fünf Jahren besitze ich eine Art „Sorgentelefon". Was mir in den fünf Jahren auffiel, ist, daß Menschen, die nicht „verbildet" wurden, also ohne Abitur und ohne Hochschulabschluß sind, sofort mit einer Therapie und Ernährungsumstellung

anfangen. Gebildete Menschen können einfach nicht glauben, daß alles so einfach heilbar ist. Sie stellen tausend Fragen, viele „Wenn“ und „Aber“ durchziehen ihre Sätze und sie hören nicht auf, mich zu löchern mit den Sätzen: „Frau Friebel, ist das auch wirklich wissenschaftlich beweisbar?“ Wenn ich solche Leute am Telefon habe, weiß ich, diese werden kaum ihre Gesundheit zurückerlangen. Über pausenlose Fragen fangen sie erst gar nicht an, die Ernährung umzustellen. Sie machen sich in der Regel schrecklich wichtig und wollen dann von mir auch noch eine Art „Garantieerklärung“. Freundlich frage ich dann zurück: „Können Sie mir sagen, was ich davon habe, ob Sie es jetzt tun oder nicht?“ Das macht die Menschen sprachlos und verdutzt, aber anfangen?

Lassen wir diese Menschen weiter auf Wunder warten! Sie kommen nie, denn vor lauter Wenn und Aber sehen sie gar nicht das große Wunder, das Gott uns täglich schickt!

Ich kann Ihnen, lieber Leser, an dieser Stelle nur zurufen, glauben Sie an Gott, er ist nämlich der größte Arzt aller Zeiten!

Unser täglich Brot gib uns heute!

Jakob Lorber, auf den ich schon des öfteren in diesem Buch verwiesen habe, erhielt Durchgaben über Heilung und Gesundheitspflege. Es heißt dort: „Siehe, nicht allein vom irdischen Brot lebt der Mensch, sondern vielmehr vom Worte Gottes! So du aber issest das natürliche Brot und wirst dadurch gesättigt und genährt, da frage dich: ‚Warum und wie hat mich denn das naturmäßige Brot oder überhaupt die naturmäßige Speise gesättigt und genährt?‘ Und du wirst in dir die allzeit vollgültige Antwort bekommen: ‚Weil auch all die naturmäßige Leibeskost dem ewigen, allmächtigen Worte Gottes entstammt!‘

Siehe, auch solches gehört in die Ordnung der göttlichen Dinge! Ich sage dir: Sei allzeit mäßig im Genusse der naturmäßigen Kost, denn in ihr liegt eine große Versuchung. Wenn wir das natürliche Brot und die Früchte des Erdbodens essen, so müssen wir dabei sehr behutsam sein, daß wir durch ihre grobe, sinnliche Last nicht den unsterblichen Geist erdrücken! Denn solches magst du schon an gefräßigen Kindern klar erschauen, wie sie durch ihre starke Gefräßigkeit verdummen und dann zu nichts geistig Tüchtigem fähig sind."

Wachen Sie, lieber Leser, endlich auf!

Über richtige Ernährung halten wir uns gesund und können auch wieder aus dem Teufelskreis Krankheit herauskommen.

Wie sagt Herr Kanne immer wieder? „Im Korn, dem biologischen Korn wohlverstanden, hat sich die Schöpfung sichtbar gemacht. Sie will uns helfen."

Wie?

Lesen Sie also die Berichte vieler Menschen.

Ich kann nur aus den vielen hundert Briefen kleine Auszüge bringen, sonst würde dieses Buch über sechshundert Seiten stark.

Krankheitsberichte:

Abführmittel

Meine Frau und ich nehmen beide schon seit ca. 2 Monaten Brottrunk und Fermentgetreide. Durch erste Anzeichen von **besserer Verdauung** hat sich unsere weitere Familie auch zu diesem vorzüglichen Nahrungsmittel entschlossen. A.H. aus G.
Durch Zufall bin ich auf Ihren Brottrunk aufmerksam gemacht worden. Seit 4 Wochen trinke ich regelmäßig Brottrunk und bin davon sehr begeistert. Seit 1979 leide ich an **Verdauungsstörungen, Kreislaufstörungen** und an **niedrigem Blutdruck**. Bis vor 4 Wochen mußte ich täglich mehrmals Tabletten schlucken, da mein Magen keine Nahrung behalten konnte und ich dadurch **sehr starke Schmerzen** hatte. Heute bin ich die meisten Schmerzen los. W.L. aus P.
Seitdem ich Brottrunk nehme, brauche ich kein Abführmittel mehr zu mir nehmen. Auch das **Sodbrennen** hat sich schon **gebessert**. Frau Mathilde H. aus Spenge.
Abführtabletten sind jetzt tabu, seit ich Brottrunk trinke. Frau Charlotte Sch. aus Hannover.

Abgeschlagenheit

Der Brottrunk tut mir selbst immer gut und hilft mir bei **Streß und Abgeschlagenheit**. Frau Gila G. aus Maibach.
Ich möchte auch sagen, daß die große Abgeschlagenheit verschwunden ist, der **Schlaf ist tiefer und ruhiger** geworden. Ihr Rat, mit dem Teller gekochtem Haferbrei aus frisch gemahlenem Korn zum Frühstück den Tag zu beginnen, haben wir aufgegriffen

und sind sehr zufrieden damit. Seit 37 Jahren habe ich ein **schweres Kriegsleiden**, daß sich in den letzten Jahren so verschlechterte, daß ich erwerbsunfähig wurde und vorzeitig in den Ruhestand versetzt wurde. Jede körperliche und nervliche Belastung wurde mir zur Qual. Ab Mittag 13–14 Uhr war ich total geschafft und mußte mich für 1–2 Stunden erst hinlegen, um mich etwas zu erholen. In diesem Zustand war es für mich ein Wunder, als ich nach dem Verzehr von Brottrunk mit der Zeit einen **inneren Antrieb verspürte und die Abgeschlagenheit verschwand**. K.W. und Frau.

Abwehrkräfte

Ich bin 70 Jahre und die **Widerstandskraft ist erschöpft**. Um so mehr aber bin ich freudig überrascht, welch **positive Wirkung bereits am 1 Tag** Ihre Präparate erzielten. Ich kann es noch gar nicht fassen. Ist es nur ein vorübergehendes Ableuchten, ein Hoffnungsfunken? Es ist, als wären die **Abwehrkräfte mobilisiert, die Leistungsfähigkeit und Spannkraft aktiviert**. Der Tag hat wieder Lebenssinn. Weitere positive Aspekte, die ich dem Brottrunk zuschreibe, sind die Tatsache, daß ich im Gegensatz zu früheren Jahren nicht die geringsten Anzeichen einer Erkältung hatte, seit ich Brottrunk trinke, was vermutlich auf eine **Stärkung der allgemeinen Abwehrkräfte zurückzuführen ist**. Frau Margret P. aus Bad Herrenalb.

Ich bin so froh, daß ich durch einen Zufall an Brottrunk kam, und kann nur sagen, daß ich mich nach meiner **schweren Erkrankung glücklich fühle**, meinem Körper so etwas Gutes zusetzen zu können. Ich bin sicher, die reine Natur kann mir helfen, die **Abwehrkräfte stabil zu halten**. Herr H.O. aus R.

Afterbluten

Als Kurzbeitrag zu Ihren Erfolgsberichten teile ich Ihnen mit, daß Brottrunk auch bei nicht zu **schlimmen Afterblutungen sehr günstig wirksam ist**. Zwei-, dreimal täglich (vor allen nach dem Stuhlgang) den mit Brottrunk angefeuchteten Zeigefinger mehrmals möglichst tief einführen. (Auch Sitzbäder mit einer Tasse Brottrunk in der Dusche sehr gut, Anmerk. der Autorin.). Herr Tom P. aus Nauheim.

Akne

Bei meiner Akne mache ich inzwischen mit kleinen Mengen, die ich mit etwas Wasser verdünne, Waschungen. Das **Jucken spüre ich nicht mehr.** (1:1 mischen)
Ein weiterer Erfolg war sogar äußerlich sichtbar; denn meine Klassenkameraden wunderten sich, daß von heute auf morgen meine **leichte Akne so gut wie verschwunden** war. Herr Thorsten V. aus Cloppenburg.
Schon nach zwei Wochen, nachdem ich Brottrunk sowohl innerlich als auch äußerlich angewandt habe, stellte ich fest, daß mein **Akneausschlag merklich zurückgegangen** ist. Frau Elisabeth M. aus Bochum.
Ich trinke den Brottrunk regelmäßig 2mal täglich ca. 100–140 ml seit ungefähr vier Monaten. Ich habe damit begonnen, weil ich fast 5 Jahre lang unter einer sogenannten **„Papel-Akne“** litt, deren Ursache selbst durch Kapazitäten auf dem Gebiete der Hautkrankheiten nicht festgestellt, geschweige denn behandelt werden konnte. Schon nach ca. **6–8 Wochen Brottrunk-Behandlung verbesserte sich das Hautbild immens**, ich wollte jedoch nicht voreilig jubeln, zu oft schon war ich von Behandlungsmethoden enttäuscht worden. Jetzt, so glaube ich, kann ich zweifelsohne sagen, daß meine Akne verschwunden ist und ich darüber hinaus ein außerordentliches **frisches Aussehen** habe. Frau Gabriele W. aus Wuppertal 1.
Ich nehme seit ca. 4 Monaten regelmäßig morgens und abends zu den Mahlzeiten ein Gläschen Brottrunk zu mir. Schon nach ca. **5 Wochen hat sich eine deutliche Besserung meiner Akne gezeigt**; heute ist davon so gut wie nichts mehr zu sehen. M.A. aus M.
Mit Freude habe ich festgestellt, daß sich meine **Akne am Rücken und an den Oberarmen schon wesentlich verringert** hat. Frau M.A. aus W.

Durch Zufall kam ich auf den Brottrunk. Dieses Getränk nehme ich erst seit **4 Wochen und meine Akne ist fast verschwunden**. Es sind nur noch **kleine Gelegenheitspickel vorhanden**. H.E. aus Dortmund-Scharnhorst.

Allergie

Seit längerer Zeit nehmen wir Brottrunk, der uns wohl bekommt. Nun hatte ich an beiden Händen in 2- bis 3monatigen Abständen eine **schlimme Allergie, verbunden mit heftigem Juckreiz und Blasenbildung.** Zwei Hautärzte hatte ich schon konsultiert, jeder stellte eine andere Diagnose. Behandeln wollte man mich mit Cortisonpräparaten, das ich jedoch ablehnte. Ich war **psychisch schon fast am Ende**, dann riet man mir, Brottrunkumschläge zu machen. Der Erfolg, ich konnte es kaum glauben, trat bereits nach einigen Stunden ein. H. u. E.B. aus Nürnberg.

Ich habe schon seit **10 Jahren eine Allergie,** und es konnte nicht festgestellt werden, woran es liegt. In gewissen Abständen war es sehr schlimm. **Hals, Hände und Gesicht. Nach dem Brottrunktrinken hat es sich sehr schnell gebessert** und ist jetzt fast weg. Frau Marianne Sch. aus Hamburg.

Seit ca. 5 Monaten trinke ich 3x täglich 0,1 l Brottrunk. Ich bin begeistert über die Wirkung. Meine **Knochen schmerzen nicht mehr, die gefürchtete Sonnenallergie blieb auch aus**. Herr W. aus Unna.

Nach der 3. Flasche ist meine **juckende Allergie verschwunden**. Ich hatte jahrelang eine Allergie gegen Wasser. Nach zwei Wochen hat der Brottrunk schon gewirkt. Frau Andrea E. aus Much.

Seit vielen Jahren litt ich an einer **Überempfindlichkeit an der rechten Hand, rote Flecken, starker Juckreiz,** die ich vor allen Dingen als eine Allergie gegenüber Wasch- und Reinigungsmittel herausfand. Der Arzt verschrieb mir Kortison. Nach **4 Flaschen war meine Hand in Ordnung**. Frau Brigitte G. aus Münster.

Unsere 22 Jahre alte Tochter leidet seit drei Jahren an **ständigen Durchfallerkrankungen** und immer wieder auftretenden Allergien an den Händen. Kein Arzt konnte ihr helfen. Sie trinkt 3x

täglich Brottrunk, das Leiden hat sich **wesentlich gebessert.** Herr Georg Sch. aus Düren.
Nach 27 Jahren **Hautallergien** hat sich durch den Brottrunk alles wesentlich gebessert. Ich trinke ihn und reibe mich auch damit ab. Meine Allergie zeigte sich an der rechten Hand. Sie war wie roh. Sie juckte, es war sehr schmerzhaft. Zweimal am Tag ein Vollbad von 20 Minuten mit einer halben Flasche Brottrunk und jeden Tag getrunken, haben mir geholfen. Frau M. aus H.
Seit 15 Jahren litt ich an Sonnenallergie. Rote Pusteln, entsetzliches Jucken. Alles verschwunden. Frau Gertrud E. Bönningstedt.

Alkoholabhängigkeit

Seit einem Jahr trinke ich Brottrunk. Ich bin **alkohol- und medikamentenabhängig. Seit ich den Brottrunk regelmäßig trinke, habe ich kaum Verlangen nach Alkohol.** (Alkohol vernichtet viele Vitamine, deswegen muß man bei einer Entziehungskur sofort die Ernährung umstellen. Anmerk. der Autorin.) Frau Sch. aus A.

Angstzustände

Meine Frau trinkt seit einiger Zeit nun auch täglich nach dem Frühstück das erste Glas Brotsaft und hat dann den ganzen Tag eine Schaffenskraft und -drang, der vorher völlig fehlte.
Seit fast 10 Jahren litt sie unter **schweren Angstzuständen und Depressionen**, die so schwer waren, daß die Ärzte sie in klinische Behandlung einweisen wollten. Alle Medikamente, die sie bekam, versetzten sie nur in einen Dämmerschlaf über Tag und Nacht. Eine Besserung oder gar Heilung war hoffnungslos.
Ein Gespräch mit Herrn Kanne, der zur völligen Umstellung der bisherigen Ernährung riet, brachte nach strikter Einhaltung der neuen Ernährung eine **plötzliche Besserung**. Nach kurzer Zeit nahm meine Frau keinerlei Arznei mehr ein, und ihr Allgemeinbefinden besserte sich von Tag zu Tag. **Angstzustände** kennt sie nicht mehr, und sie hat heute einen gesunden und tiefen Schlaf. (Genaue Anwei-

sung über richtige Ernährung sind in dem Buch: „Nahrung für deine Seele“, Laredo Verlag, München, nachzulesen. Anmerk. der Autorin). Herr E. aus Lünen.

Appetit

Lunge, **bösartige Zellen, Unterleibsoperation**, Chemo. Nahm ständig ab. Seit ich Brottrunk trinke, kann ich wieder essen, habe keine Beschwerden und wieder guten Appetit. Frau Ruth J. aus N.

Arthrose

Seit meine Freundin Brottrunk trinkt, hat sie **weniger Arthrosebeschwerden**. Frau Karin G. aus München.
Seit 4 Monaten trinke ich Brottrunk, meine Arthroseschmerzen nehmen ab. Frau Elli H. aus Ebersberg.
Ich war in den Knien sehr mit Arthrose geplagt und konnte **schlecht gehen. Umschläge, Trinken von Brottrunk, meine Schmerzen werden weniger**. Herr Paul S. aus Mannheim.
Seit 4 Monaten werden die Arthrosebeschwerden immer weniger. Kenne keine Müdigkeit mehr und mein **Knie (Arthrose) hat sich gebessert**. Frau Irmgard K. aus Ehingen-Kirchen.
Trinke seit 10 Wochen Brottrunk zur Verbesserung meiner Arthrose in den Knien. **Langsamer Erfolg**. Frau H. aus Eberfeld.
Ferment und Brottrunk haben auch einen guten Einfluß auf meine Arthrose im Knie. Frau Martha Sch. aus Oberasbach.
Beginnende Arthrosis in den Knien. Fast keine Schmerzen mehr zu fühlen. Frau S.W. aus L.
Mir ging es gesundheitlich nicht besonders gut, ein **starkes Hüftleiden (Arthrose)** bereitete mir zeitweise unerträgliche Schmerzen. Durch Umschläge und Trinken von Brottrunk sind die Schmerzen zurückgegangen. Will nicht genannt werden.

Arteriosklerose

Seit ungefähr 4 Wochen nehme ich Brottrunk und ich bin begeistert. Frau Ilse D. aus Berlin.
Seit 1987 leide ich an einer **Arteriosklerose und bin schon an der rechten Halsschlagader operiert worden. Mein Zustand wird von Tag zu Tag besser**. H.K. aus L.

Asthma

Seit 1 Woche inhaliere ich mit meinem **Klardampf-Inhalator ½ Wasser, ½ Brottrunk**. Seitdem geht es mir mit meinem Asthma Bronchiale besser. A. D. aus H.
Ich trinke seit **6 Wochen Brottrunk.** Bei meinem Asthma zeigt sich schon eine **leichte Besserung**. W.L. aus P.
Da ich selbst mit Asthma/Bronchiale belastet bin, kann ich nur bestätigen, daß Brottrunk für mich eine sehr angenehme Wirkung hat. Herr Rainer K. aus Rellingen.

Atemnot

Seit ich den Brottrunk trinke, habe ich längst nicht mehr so starke Atemnot. Ich werde nicht aufhören, ihn zu trinken. Will nicht genannt werden.

Ausfluß

Meine Frau hatte 25 Jahre lang starken **Ausfluß. Absolut verschwunden.** Meine Frau ist 68 Jahre alt. Frau Sch. aus Berlin.

Augeninnendruck

Ihr Brottrunk und das Fermentgetreide hat mir schon sehr geholfen. Sogar mein **Augeninnendruck senkte sich auf Normalwerte,** was ich für angenehm halte. G.B. aus Wächtersbach.

Bauchspeicheldrüse

Ich trinke seit ca. 3 Monaten Brottrunk und meine Beschwerden aufgrund einer **Fermentstörung der Bauchspeicheldrüse sind fast völlig verschwunden.** An den säuerlichen Geschmack habe ich mich schnell gewöhnt und trinke ihn am liebsten unverdünnt. C.F.
Bin schon **bedeutend ruhiger geworden** und hoffe bald ganz auf Beruhigungstabletten verzichten zu können, auch mit der Bauchspeicheldrüse geht es mir besser. Die Ernährung haben wir umgestellt. Trinke Brottrunk und meine Bauchspeicheldrüsenentzündung zeigt schon eine starke Besserung. Mein Mann trinkt auch mit und hat es schon lange Jahre mit der **Bauchspeicheldrüse, auch dies hat sich gebessert.** Frau Marianne Sch. aus Hamburg.

Bestrahlungserbrechen

Ich werde 85 Jahre und bin vor einem ¾ Jahr wegen Knoten unter der Achselhöhle und an der rechten Brust operiert worden. Brustkrebs. Anschließend bekam ich die anstrengenden **Radiologischen Strahlen,** die ich dank des Brottrunkes gut überstanden habe, woran andere Patienten mit derselben Diagnose mit **Schwindelgefühl und Erbrechen** liegen mußten. S.W. aus Leipzig.
Am 19. Sept. Operation total der rechten Mama mit Ausräumung der Lymphdrüsen. Es folgten zwei Bestrahlungsserien. Die erste Bestrahlung drei Wochen nach der Operation. Rücken und Brust waren dunkelbraun, fast schwarz. Die Folge waren Müdigkeit und Schlappsein. Ich war einfach kaputt. Die zweite Bestrahlungsserie fing am 8. Januar an. Seitdem trinke ich Brottrunk. Eine Flasche am Tag. 20 Bestrahlungen = 5 Wochen. Bei diesen Bestrahlungen ging es mir **wesentlich besser.** Ich war nicht so müde. Ich mache auch **Ganzabreibungen und einmal pro Woche ein Vollbad. Kein Erbrechen mehr.** E.M. aus Lünen.
Mein Mann ist an Krebs erkrankt. Die erste **Bestrahlungsserie hat er ohne jede Nebenwirkung bestens überstanden.** Ich bin überzeugt, daß ihm der Brottrunk mit dem Fermentgetreide dabei geholfen hat. Frau Magdalena H. aus Gelsenkirchen-Buer.

Blase

Trinke seit 18 Monaten täglich 3 Tassen Brottrunk zum Essen, mit vollem Erfolg. Es **fror mir sehr leicht, nun nicht mehr.** Blasenbeschwerden hatte ich seit 30 Jahren, sie sind auch behoben. Auch ich selber hatte **Beschwerden mit der Blase (13 Jahre lang) nun nach 14 Tagen alles weg.** Frau S. aus M.
Bei einer **sehr starken Nieren- und Blasenentzündung milderte der Brottrunk in ganz erheblichem Maße meine Schmerzen** und war vermutlich auch an einer schnelleren Heilung beteiligt. Frau Elly L. aus Hamburg.
Ich selbst konnte **meinen Urin nicht lange halten** und seit ich das Ferment nehme, kann ich schon mal meinen Urin längere Zeit halten und ich brauche nur **noch sehr selten in der Nacht aus dem Bett zu gehen.** Inge B. aus Erdmann.
Ich nehme für die Blase keine Tabletten mehr, weil sie nicht geholfen haben, ich trinke jetzt Brottrunk und ich fühle schon eine Besserung. K.R. aus USA.

Blähungen

Mein **Blähbauch gehört der Vergangenheit an,** seit ich Brottrunk zu mir nehme. Frau Barbara K. aus Berlin.
Ich litt seit Jahren nach den Mahlzeiten an **Blähungen und unter Schmerzen am Magenausgang.** Trinke 2–3 Gläser Brottrunk und es hilft. Frau Brunhild K. aus E.
Hatte **ständig Schmerzen am Magenausgang, verbunden mit Blähungen, mußte immer Tabletten nehmen. Regelmäßig Brottrunk und der Erfolg stellte sich ein.** Frau S.W. aus L.
Trinke seit einer Woche Brottrunk und meine Blähungen sind schon viel besser geworden. Meine **Verdauung funktioniert wieder sehr gut** und auch die starken Blähungen sind zurückgegangen. Frau Hilde A. Pentling.
Seit 5 Tagen trinke ich morgens und abends ein Glas. Ich fühle mich sehr wohl dabei. Das **Völlegefühl und häufige Blähungen sind kaum noch zu spüren.** Frau Eva v. R. aus Nieder.

Blut, Blutdruck, Blutfett, Blutbild, Blutzucker

Seit einem halben Jahr trinke ich Brottrunk. Der **Blutdruck ist auf normal zurückgegangen.** Will nicht genannt werden.
Während der **Bestrahlung ständig Brottrunk genommen. Mein Blutbild hat sich gebessert.** von K.D.
Während meiner **Schwangerschaft stiegen die Blutwerte** auf nie dagewesene 12–13 Hämoglobinwert. von H.D. aus L.
Mein Mann und ich haben die Ernährung umgestellt und Brottrunk trinken wir jetzt täglich. Die Blutwerte, vor allem die Fett- und **Cholesterinwerte haben sich enorm gebessert** und sind fast wieder normal. N.N.
Große **Operationswunde wollte nicht heilen,** trotz Medikamente. Seit ich **Brottrunk nehme, ist die Wunde vollkommen verheilt** und mein Blutzucker hat sich auf 90 bis 180 eingependelt. von F.W.
Ich erkrankte 1982 an einer **infektiösen Gelbsucht.** Ständig trinke ich jetzt Brottrunk. Bei den monatlichen Blutabnahmen stellten die Ärzte von **Mal zu Mal ein sich besserndes Blutbild fest.** N.N.
Brottrunk ist ein **echter Schutz für die inneren Organe** gegen die Einnahme von Medikamenten. Blutuntersuchungen haben das bestätigt. N.N.
Bei meiner **Krebserkrankung erholen sich meine Blutwerte** sehr schnell. Herr Harry B. aus S.
Nach ca. 4 Wochen waren die Blutfette wieder auf 340 mg/dl. Mein Mann litt seit Jahren an Herzbeschwerden. N.N.
Trotz Knoten in der Schilddrüse, die Blutuntersuchungen zeigen an, daß langsam alles normal wird. K. und R.E. aus W.
Ernährungsumstellung und Brottrunk haben meinen erhöhten **Blutfettspiegel wieder normalisiert.** N.N.
Meine Blutwerte sind innerhalb der letzten Jahre immer sehr schlecht gewesen, laut Auskunft von meinem Hausarzt. Nachdem ich 8 Wochen den Brottrunk genommen habe, hat sich mein

Arzt gewundert, wie gut meine Blutwerte geworden sind. Frau Waltraud R. aus Neuenhaus.
Ich reguliere mit Brottrunk meine Blutwerte und auch meinen Bluthochdruck. P.H.
Innerhalb 6 Wochen besserte sich mein Blutbild. Herr W.R. und Frau.
Trinke **regelmäßig Brottrunk, Cholesterin auf 265 und jetzt auf 210.** Auch sonst ist mein Blut in Ordnung geworden. Frau Doris G. aus Mahlberg.
Übergewicht, geschwollene Beine. Blutwerte sind besonders gut ausgefallen. Arzt wundert sich darüber. **Blutbild ist bestens geworden,** habe lange Jahre an Blutarmut gelitten. Frau Magdalene S. aus Hamburg.
Nebenbei, mein Blutbild ist in Ordnung und der Blutdruck hat sich normalisiert. Herr Hermann A. aus Drensteinfurt.
Meine **Durchblutung hat sich sehr gebessert.** Ich trinke weiter. Trotz Rheuma hatte ich noch nie so ein gutes Blutbild wie jetzt. Ich habe unter zu hohem Blutdruck und Völlegefühl gelitten, jetzt bessert sich alles zusehends. Frau Gertrud D. aus O.
Nach bereits 15 Flaschen geht es mir gesundheitlich um vieles besser. Mein Blutdruck ist in Ordnung. N.N.
Mein Blutdruck hat sich nach 3x 100 ccm täglich Brottrunk trinken normalisiert. Herr Günter B. aus Bad Herrenalb.
Mein niedriger Blutdruck hat sich durch Trinken von Brottrunk normalisiert. A.H. aus F.
Mein **Blutdruck war 240 und jetzt ist er 160 zu 80.** Ich bin sehr zufrieden. H.S. aus M.
Blutdruck normal, trotz 65 Jahre alt, fühle mich fast wie neugeboren. R.A. aus Lünen.
Auch bei mir hat sich mein Blutdruck so gut normalisiert. Von 160/100 auf 140/85 und ich hatte die Tabletten reduziert von 5 auf 2½. Ebenso wurde mein **Blutzucker viel besser.** B.B. aus Zotkamp, Holland.
Bei meinem Kriegskameraden und seiner Frau hat er auch bereits gegen zu hohen Blutdruck Wunder gewirkt. N.N.
Bin 77 Jahre alt. Alle Leute fragen mich, was ich gemacht habe,

daß ich jetzt so frisch und gesund bin. Habe nie einen hohen Blutdruck. Seit 4 Wochen trinke ich Brottrunk, mein Blutdruck ist endlich wieder normal. Frau Maria H. aus A-Enns..
So könnte ich also noch viele Seiten weitere Berichte bringen Ich breche aber hier ab, weil sonst das Buch zu dick würde.

Bronchitis

Man bemerkte bei mir eine starke, mit Blutungen verbundene Bronchitis. Das war am 31. 12. War am 4. 1. bereits mit Antibiotika abgeklungen. Ich habe während der ganzen Zeit auch Brottrunk getrunken und Umschläge gemacht. So schnell habe ich eine derart schwere Bronchienerkrankung noch nicht überwunden. Ich nehme 2x 0,1 l Brottrunk pro Tag. Herr Erik A. aus Waldshut.

Kalium

Mein Kaliumwert ist durch den Brottrunk normal geworden. Auf den Verzehr von **Kaliumtabletten kann ich jetzt verzichten.** Herr Werner F. aus Herbede.

Cholesterinwerte

Ich habe unter zu hohem Blutdruck und Völlegefühl gelitten, außerdem waren Zucker, Fett und **Cholesterinwerte viel zu hoch.** Dank Brottrunk waren diese Krankheiten innerhalb weniger Monate völlig verschwunden. R.A. aus Lünen.
Über lange Zeit hindurch hatte ich einen zu hohen Cholesterinspiegel und noch höhere Leberwerte. Trinke seit einem halben Jahr Brottrunk. **Mein Hausarzt ist sehr zufrieden mit mir.** W.F. aus Lünen.
Seit über 20 Jahren habe ich unter sehr erhöhten Cholesterinwerten gelitten. Alle Medikamente haben mir den gewünschten Erfolg nicht gebracht. **Nach 6 Monaten Brottrunk ist ein Wunder geschehen.** N.N.

Drei Monate Kur mit Brottrunk und mein Cholesterinspiegel hat sich gesenkt. Frau Leni T. aus Langenfeld.
Cholesterinspiegel sehr gebessert. Ich bin happy. Er ist von 315 auf 265 gesunken. T.H. aus F.
3x täglich ein Glas Brottrunk und der Cholesterin fiel von 265 auf 210. M.V. aus Duisburg.
Von den **positiven Wirkungen auf den Fettstoffwechsel bin ich überzeugt und rate allen Patienten,** deren Cholesterinspiegel im Blut auch unter fettarmer Diät (hat nichts mit Fett, sondern mit Eiweiß zu tun, Anmerk. der Autorin) noch zu hoch ist, den cholesterinsenkenden Effekt von Brottrunk auszunutzen; denn hier kann man unter Umständen nebenwirkungsreiche Medikamente einsparen. H.L. aus W.
Mein Arzt riet mir zu Brottrunk, mein Cholesterin ist auch ganz normal geworden, von 264 auf 227 mg. Frau Ingeborg Sch. aus M.

Chronische Verkalkung

Prof. D., Präsident der Gefäßchirugie, sagte mir, daß ich eine chronische Verkalkung habe, diese im linken Bein so unglücklich liegt, daß er eine Operation für nicht ratsam hielt und die Dusodril-Infusionen tgl. mit 500 ccm beginnen sollten. Der Schmerz war grausam. Dann hörte ich von Brottrunk und fing an zu trinken. **Ca. 4 Wochen und mein Bein verlor alle Schmerzen und ich konnte wieder laufen.** K.H. aus S.

Darm

Seit vier Monaten nehme ich Brottrunk für meinen Darm. Er hat sich sehr schnell daran gewöhnt und seither geht es mir ausgezeichnet. Meine **lästige chronische Darmverstopfung ist nach Trinken von Brottrunk verschwunden.** Ich bin ein neuer Mensch geworden. K. C. aus H.
Seit etwa drei Monaten nehme ich den Brottrunk, seither hat sich die Darmflora sehr gebessert. Meine **MS-Erkrankung bessert sich** dadurch auch immer mehr. N.N.

Schon seit längerem sind die Störungen der Darmflora gänzlich bei mir verschwunden. Herr G.H. aus R.
Jahrelang litt meine Frau an Darmbeschwerden und war in Behandlung. Nach regelmäßiger Einnahme von Brottrunk und Fermentgetreide ist sie endlich beschwerdefrei. Dr. med. M. aus S.
Meine **Darmbeschwerden mit Brottrunk verloren.** N.N.
Darm alles in Ordnung, nehme weiterhin Ferment und Brottrunk.
Chronische Darmbeschwerden nur nach 1 Woche Anwendung des Brottrunkes führten zur Ausgeglichenheit. Herr H.L. aus A.
Nach einer Woche Anwendung 3x täglich ein Glas hat sich der Darmtrakt wesentlich gebessert. Frl. Sylvia B. aus Ravensburg.
Mein Pferd und mich von langwierigen Darmstörungen befreit.
Alle kleinen Wehwehchen durch Brottrunk weggezaubert. Frau Gesa von Sch. aus Karlsruhe.
Eine Darmspiegelung im Februar bestätigte eine Colitis ulcerosa. Diese Krankheit hatte ich bereits seit 1981. Kortisoneinläufe empfohlen. Trank Brottrunk und nahm Fermentgetreide. Wenig später besserte sich mein Zustand. **Nach 11 Jahren schwerer Darmprobleme eine Sensation eingetreten.** Trinke jetzt täglich den Brottrunk. Allen Darmleidenden kann ich nur empfehlen, den Brottrunk einzunehmen, regelmäßig wohlverstanden. Hilft ausgezeichnet. Herr Willi Sch. München.
Mein Darm endlich durch Brottrunk in Ordnung gebracht. Frau Margot R. aus Bonn.
Brottrunk hat mir sehr geholfen. Ich trinke seit 8 Monaten und muß sagen, die **Magen-Darm-Beschwerden sind nicht mehr da.** Frau Christine N. aus Simbach.
Nach einiger Zeit zeigte der Trunk seine Wirkung bei meinen Darmbeschwerden. Sie gingen sehr schnell zurück. Frau Charlotte Sch. aus Recklinghausen.
Trinke seit einigen Wochen 3 Tassen Brottrunk, je 100 ccm, mit 2 Teel. Fermentgetreide. Es wirkt wie ein Wunder für meine Darmkrankheit. Trinke ein paar Monate lang schon Brottrunk. Das Resultat: Im Moment hält sich mein Dickdarm sehr gut, habe Colitis ulcerosa. Natürlich muß man auch die Ernährung umstellen. Keine Milchprodukte mehr. Herr Bruno W. aus H.

Meine **Verdauungsstörungen habe ich endlich in Griff bekommen.** Herrlich. Herr Willi Sch. aus München.

Depressionen

Leide sehr stark unter Depressionen. Seit ich nun seit Februar den Brottrunk trinke, und zwar morgens und mittags ein Glas (nicht abends, das macht zu munter), geht es mir **stimmungsmäßig so gut, daß ich richtig fröhlich geworden bin.** Frau Gudrun W. aus H.

Durch regelmäßigen Brottrunk ist die bedrückendste Last der **morgendlichen Depressionen verschwunden.** N.N.

Ich kämpfe mit vielerlei Beschwerden, bin 56 Jahre, besonders mit Depressionen. Es kann nicht sein, daß ich mir nur einbilde, mich besser zu fühlen, seit ich den Trunk zu mir nehme. E. aus Lünen.

Ich habe festgestellt, daß oft meine Depressionen mit dem Gefühl der **psychischen Schwächen** verbunden sind. Dann hilft nur 1 Glas Brottrunk schnell mich zu erholen, mich zu kräftigen. Brief aus Kassel.

Seit 8 Wochen trinke ich Brottrunk mit Erfolg, daß ich schon nach 5 Tagen abends nicht mehr so müde war, ist erstaunlich. Ich hatte die schwersten Depressionen, die es gibt, nämlich keine Lebensfreude mehr. Ich war dem **Selbstmord nahe. Es geht mir von Tag zu Tag besser.** (Warum Ernährung gerade bei dieser Krankheit so wichtig ist, können Sie in dem Buch „Nahrung für deine Seele" nachlesen, Anmerk. der Autorin) W.K.

Seit ich Brottrunk trinke, treten Depressionen nur noch ganz selten auf und dann auch nur kurz. N.N.

Habe festgestellt, daß Brottrunk ein gutes Mittel gegen Depressionen und sonstige Verstimmungen ist. W.L.

Ich hatte in den **letzten Jahren Depressionen und starke Angstzustände. Nehme Fermentgetreide. Es geht mir von Tag zu Tag besser.** I. J. aus K.

Durch Brottrunk habe ich meine schlimmen Depressionen schon eine Weile überwunden. Frau M. aus St.

Habe keine Depressionen mehr. Trinke fleißig weiter. 15 Jahre Schmerzmittel, viel Depressionen, langsam hellt sich alles bei mir

auf. Dank der Ernährungsumstellung und dem Trinken vom Brottrunk. N.N.
Durch Brottrunktrinken war eine leichte Depression sehr schnell verschwunden. Herr F. aus W.

Diabetes

Nach starken Beinbeschwerden in Form von Mißempfindungen und Gehbehinderung, bin ich unter Anwendung von Brottrunk, die mir mein Bruder – Arzt in Dortmund – empfohlen hat, **fast beschwerdefrei.** Herr D. aus M.
Durch den Brottrunk ist meine Diabetes bis unter 100 herunter. Wenn ich wieder zu Trinken aufhöre, steigt er bis auf 200. Frau R. aus L.
Seit einigen Wochen trinkt mein Mann Brottrunk regelmäßig. Diabetes, Müdigkeit und Depressionen sind gut beeinflußt worden. Frau Ursula W. aus Münster.

Durchblutungsstörungen

Starke Durchblutungsstörungen an den Füßen. Dies hat sich **um 100 % gebessert.** N.N.
Störungen an meinen Füßen machten mir vor einem Jahr noch sehr große Sorgen. Seit ich regelmäßig Brottrunk trinke und auch Umschläge damit mache, ist alles wie weggeblasen. K.L. aus W.
Orthopäde stellte bei mir Durchblutungsstörungen des linken Fußes fest. **Jeden Tag eine halbe Flasche Brottrunk getrunken. Jeden Morgen habe ich beide Füße mit warmem Wasser gebadet und leicht mit einer Bürste abgerieben.** In dieses Wasser habe ich zwei Eßlöffel Ferment gegeben. Ich fühle mich seither viel wohler. N.N.
Schwere Durchblutungsstörungen nach einer 4wöchigen Kur mit Brottrunk spürte ich bald eine große Besserung. M.B.
Meine **Durchblutungsstörung ist merklich zurückgegangen.** L.P.
Nach meiner zweiten Herz-Bypass-Operation sehr schlimme Durchblutungsstörungen. Trinke jeden Tag Brottrunk und muß sagen, es geht mir mit meinen Beinen viel besser. Frau J. aus G.

Die **Durchblutung meines Kopfes hat sich entscheidend verbessert,** so daß meine Nasenatmung fast ständig gut funktioniert. Ich litt seit 8 Jahren an zugeschwollener Nase. N.N.
Bei meiner Frau wurde durch den Trunk die Durchblutung so sehr gebessert, daß sie **keine kalten Füße und Hände mehr** bekam. Frau Gertrud K. aus X.
Meine Durchblutungsstörungen bleiben fast aus. H.A.
Durchblutungsstörungen in den Beinen gehören der Vergangenheit an, seit ich regelmäßig Brottrunk trinke. H.D. aus Neuwied.
Meine starken Durchblutungsstörungen, die mir sehr viel Not machten, haben sich sehr gebessert. Stauung meines linken Beines behoben. **Durchblutungsstörungen meiner Augen total gebessert,** herrlich. K. Bl.
Meine Durchblutungsstörung verschwunden. Wo ich vorher noch lustlos war, alles behoben. Herr Norbert L. aus Braunlage.
Nach 8 Monaten Trinken Ihres Brottrunkes ein guter Erfolg. Meine **Gefäßverengungist nicht fortgeschritten.** J.T. aus Wiesbaden.
Durch Brottrunktrinken sind meine Durchblutungsstörungen in beiden Beinen so gering, daß ich sagen kann, ich bin gesund. Frau Inge S. aus Baesweiler.
Erste neue Eigenerfahrung mit Warmfußbädern mit Fermentgetreide, die Durchblutungsförderung ist erstaunlich intensiv und anhaltend. D.J. aus Haltern.
Meine Freundin nimmt das Fermentgetreide auch und sie sagte mir, es geht ihr jetzt viel besser als vorher. Sie leidet an Durchblutungsstörungen. Frau Irene W. aus Mallorca.
Die Durchblutungsstörungen an Händen und Beinen **gehen sichtbar zurück,** wenn ich regelmäßig Brottrunk trinke. Frau Brunhilde K. aus E.
Meine Durchblutungsstörungen sind wunderbar zurückgegangen. S.L.
Innerhalb von 4 Wochen waren Schmerzen im Bein und schlechte **Durchblutung behoben.** R.W. aus M.-R.
Meine Durchblutung ist durch Fermentgetreide noch besser geworden. Frau Gertrud D. aus O.

Täglich trinke ich Brottrunk mit Fermentgetreide. Die Beschwerden wie **Sodbrennen und Durchblutungsstörungen sind verschwunden.** G.H. aus B.

Durchfall

Unsere Tochter, **knapp 3 Jahre, neigt zu Durchfall. Bei den ersten Anzeichen trinkt sie ein paar Schluck Brottrunk und es geht ihr viel besser.** E. S. aus Neckarsteinach.

Energie

Seit ich täglich Brottrunk und Fermentgetreide zu mir nehme, habe ich viel mehr Energie und meine **Erschöpfungszustände haben merklich nachgelassen.** Frau Sylvia R. aus Engelskirchen.
Der Kraftriegel gibt unserem 14jährigen Sohn die notwendige Energie, die er braucht. Er ist aktiv sportlich. N.N.
Seit ich Brottrunk trinke, bin ich jetzt voller Energie, wo ich vorher nur noch lustlos war. N.L. aus R.
Ich war **immer müde, schlapp**. Sie können mir glauben, durch den Brottrunk bin ich wieder auf die Beine gekommen, also **voller Energie** und das anhaltend. Frau Johanna T. aus Wiesbaden.

Entzündung

Seit ich Brottrunk trinke, fühle ich mich wesentlich besser, besonders auch nervlich. Die **Entzündung der Beine ist zurückgegangen.** Ich fühle mich wesentlich kräftiger. Herr Werner F. aus Herbede.
1985 wurde mein Arm geröntgt und es wurde festgestellt, daß sich im Arm um den Muskel **Kalk abgelagert** hatte, was zu einer chronischen Entzündung geführt hatte. Täglich 2 Gläser Brottrunk und nach 10 Tagen waren meine Schmerzen wie weggezaubert und sie sind seitdem nicht wieder aufgetreten. Frau Ingrid I. aus Medelby
Ich hatte am linken Zeigefinger eine **schlimme Nagelbett-Entzündung 1 cm im Quadrat, sie schmerzte und tobte. Da habe ich ei-**

nige Stunden unentwegt einige Tropfen Brottrunk drauf geträufelt und weg war die Entzündung. Frau Elli H. aus Ebersberg.

Ekzem

Ähnlich ging es mit einem Ekzem. Auch hier brauchte die Wirkung mit Brottrunk keine lange Zeit, bis die krankhaften **Hauterscheinungen abheilten.** Arbeitskreis für Ernährungsforschung, von Bad Liebenzell.

Ein Ekzem zwischen den Fingern ist ebenfalls bis auf zwei kleine Stellen fast verschwunden. Nur durch **Brottrunkaufschläge. Auch bei Ekzeme sind immer wieder Heilerfolge** in meiner Familie zu verzeichnen. I.B. von I.

Seit 1951 leide ich unter einem konstitutionellen endogenen Ekzem. Seit Juli 1986 trinke ich regelmäßig den Brottrunk. Nach drei Wochen konnte ich eine **deutliche Verbesserung der Haut feststellen.** Meine 8jährige Tochter leidet schubweise an einem Ekzem, an der rechten Hand, sonst mußte es immer mit einer extra angefertigten Salbe vom Hautarzt behandelt werden. Jetzt durch Einreiben von Brottrunk innerhalb weniger Tage alles verschwunden. A.H. von Kalkar.

Ein jahrzehntealtes und unangenehm juckendes Ekzem macht mir nun nicht mehr so viel Ärger wie sonst. K.D.

Ich nehme ihn seit ca. 2 Wochen und fühlte mich im allgemeinen viel wohler. An der linken Wade habe ich so eine Art Ekzem, das bis zu zwei Drittel abgeheilt ist. Frau Ruth P. aus Nordhorn

Meine **Ekzeme sind verschwunden,** nur durch Trinken und Auflagen von Brottrunk. K.F.

Lästiges Ekzem an den Händen habe ich durch Brottrunk zum Verschwinden gebracht. L.W.

Oktober hatte ich noch das **Ekzem an der Nase, November schon alles verschwunden.** Herr Gerhard P. aus Hagenburg.

Erbrechen

Tägliches Erbrechen begleitete mich 1–2 Jahre lang. Ärzte konnten nicht helfen. **Trinke Brottrunk und muß nicht mehr brechen.** Frau K. aus Bamberg.

Erkältung

Elf Wochen plagte ich mich zuvor mit einer Erkältung. Hatte keine Abwehrstoffe mehr, jetzt durch Brottrunktrinken innerhalb kurzer Zeit alles verschwunden. Frau R.K. aus Backnang.
Auch während der gesamten Stillzeit trank ich Brottrunk z. B. Erkältungskrankheiten traten bei uns bis zum heutigen Tage nicht mehr auf. J.B. aus V.
Jahrelange Verdauungsstörungen und Erkältungen gehören jetzt seit dem Einnehmen des Brottrunkes und des Fermentgetreides der Vergangenheit an. Frau Christiane M. aus Sinsen.

Ermüdungserscheinungen

Früher ging es mir so, daß bei meiner konzentrierten Arbeit am Schreibtisch nach etwa 2 Stunden ein **Mangel an Konzentration** mit Ermüdungserscheinungen eintrat. Nachdem ich regelmäßig den **Brottrunk zu mir nehme, merke ich nichts mehr** davon. H. aus Lünen.

Erschöpfung

Seit meiner Kindheit plage ich mich mit einer Infektanfälligkeit herum. Dies alles ist zusätzlich verbunden mit schneller Erschöpfung. Seit knapp 3 Wochen mache ich die Kur mit Brottrunk und Fermentgetreide. Und trotz einer augenblicklichen Infektion **merke ich eine deutliche Abschwächung der Symptome.** Frau Wally K. aus Nürnberg.

Fieber

Meine erwachsene Tochter lag letzte Woche mit einer Grippe zu Bett, und als das Fieber auf 39,8 stieg und sie starke **Kopfschmerzen hatte, habe ich in meiner Angst mit verdünntem Brottrunk Wadenwickel und Kopfwickel gemacht.** Nach 4x Wechseln schlief sie ein und hatte eine ruhige Nacht und hatte morgens 37,5. K.H. aus Lünen.

Galle

Für die Galle mußte ich immer Naturheilmittel nehmen, chemische konnte ich nicht vertragen. Mein Körper war nach den Kobaltbestrahlungen sehr empfindlich geworden. Fermentgetreide brachte mir vollen Erfolg. Frau S. aus M.

Auch meiner **Galle hat der Brottrunk gut geholfen.** Ich bin Gott dankbar für diesen Trunk. Frau Johanna D. aus Eibelstadt.

Die Galle tut nicht mehr weh, und ich habe auch kein Aufstoßen mehr nach dem Essen. N.N.

Seit vier Monaten trinke ich Brottrunk, und meine Galle freut sich darüber und piekt nicht mehr. All die kleinen Wehwehchen, die ich hatte, besonders das mit meiner Galle, sind bis auf ein paar Kleinigkeiten nach dem regelmäßigen Trinken des Brottrunkes verschwunden. Frau Magda R. aus Lippstadt.

Seit vielen Jahren **heftige Gallenbeschwerden, die gehören jetzt der Vergangenheit an.** Herr Chr. N. aus Simbach.

Galle und Brottrunk gehören einfach zusammen. Sie fühlen sich pudelwohl. Frau Anneliese L. aus Brühl.

Seit Jahren leide ich an Gallenkoliken, und seit ich Brottrunk kenne, habe ich viel weniger Schmerzen und fühle mich im ganzen wohl. P.N.

Jahrelang hatte ich Gallenkoliken. Nach vielen Monaten Brottrunktrinken habe ich sie nicht mehr. Herr Rudolf L. aus Brühl.

Gelenkverschleiß

Ich habe seit einem Jahr Gelenkentzündung in allen Gelenken. Seit ich meine **Harnsäure durch Brottrunk zum Verschwinden gebracht** habe, habe ich auch keine Schmerzen mehr. Frau Waltraud St. Kaiserslautern.
Ich selbst habe Gelenkverschleiß. Vom Arzt viele Tabletten und Salben bekommen. Sie halfen nicht. Brottrunk hat mir dann endlich geholfen. Herr Günther Sch. aus Hamburg.
Meine Beingelenke haben sich gekräftigt. Reibe sie mit Brottrunk ständig ein und nehme ihn auch innerlich. Frau Ilse K. aus H.
Mein Kniegelenk macht tolle Fortschritte mit dem Brottrunk. Frau Michaela S. aus L.
Meine Hüftschmerzen sind nicht mehr vorhanden. Bald brauche ich auch meinen Stock nicht mehr. N.N.
Seit vier Wochen nehme ich Brottrunk, und meine Gelenkschmerzen in den Knien und Hüften sind ganz erheblich zurückgegangen. R. B. aus B.

Gicht

Ich hatte einen ganz starken Gichtanfall im großen Zeh. Brotsaft hat geholfen. C.T.
Gicht mit entzündlichen Verdickungen am Großzeh gleichfalls nach Monaten mit Brottrunk im Griff bekommen. Arbeitskreis für Ernährung aus Bad Liebenzell.
Meine Gichtbeschwerden sind in der kurzen Zeit erheblich gelindert worden. (Im Übersäuerungskapitel steht auch warum das so ist). Herr H.D. aus B.
Gicht durch Brottrunktrinken fast weg. Frau Elli H. aus Ebersberg
Meine Gichtanfälle gehören der Vergangenheit an, seit ich regelmäßig Brottrunk trinke. R.S. aus L.
Meine Hände, die voller **Gichtknoten** sind und auch immer sehr schmerzen, massierte ich mit Brottrunk. Schon nach **wenigen Behandlungen ließen meine Schmerzen beträchtlich nach.** Frau Valerie G. aus Wien.

Gewicht

Durch den Brottrunk habe ich 27 kg nach und nach abgenommen. R.A. aus Lünen.
Für meine Arthrose war das sehr wichtig. Jetzt kann ich mich wieder besser bewegen. W.R.
Vor einem Jahr mit Brottrunk angefangen. **Gewicht um 25 Kilo abgenommen.** Gesundheitlich geht es mir jetzt viel besser. K.H.
Da ich an Übergewicht leide, habe ich durch Brottrunk in sieben Wochen 7 Pfund abgenommen. Frau Margret S. aus Düsseldorf.
Seit Wochen trinke ich zusätzlich Brottrunk, habe 25 Kilo abgenommen. Fasten macht jetzt sehr viel mehr Spaß mit Brottrunk. Bin nicht psychisch kaputt dabei. N.N..
20 Kilo Übergewicht verloren. Durch Brottrunk fällt es leichter, neue Ernährungsgewohnheiten einzuführen. Frau Anneliese H. aus Klausdorf.
Wunderbare Gewichtsabnahme mit Brottrunk und Fastenkur geschafft. 2 Kilo Übergewicht durch Brottrunk verloren. Herr Gustel G. aus Köln.
Ich mache zur Zeit eine Abmagerungsdiät. Die **schrecklichen Hungeranfälle haben durch Brottrunktrinken aufgehört.** Frau Sylvia R. Engelskirchen.
Übergewicht nach drei Monaten durch 5 Kilo durch Entwässerung mit Brottrunk abgenommen. Frau Marianne M. aus Göppingen.
22 Pfund Gewicht verloren. Toll! Ich fühle mich wie neugeboren. Ernährungsumstellung und Brottrunk ausgezeichnetes Mittel, für immer sein richtiges Gewicht zu behalten. Frau K. aus Bamberg.
8 Kilogramm abgenommen. Brottrunk ist eine Supersache. Frau S. aus Baseweiler.
Gewichtsabnahme beseitigt, ohne Ärger. Es bleibt jetzt auch so. N.N.
Brottrunk reguliert den Stoffwechsel richtig. H.D.
Ferner habe ich in kurzer Zeit fünf Kilo Übergewicht verloren, die ich schon jahrelang mit mir herumschleppte. Frau Christine N. aus Simbach.

In **3 Wochen 9 Kilo ohne Schaden abgenommen,** obwohl ich schon 62 Jahre alt bin. Frau Lieselotte T. aus W.

Glaukom

Seit fast 3 Jahren trinke ich Brottrunk und zusätzlich auch Fermentgetreide. Ich bin dankbar, daß es ihn gibt. Diese Produkte haben mich vor einer Glaukom-**Operation bewahrt.** C.B. aus Wächtersbach.

Grippe

Bei einer beginnenden Grippe trank ich Brottrunk. Sehr schnell behoben. Frau Gesa v. Sch. Karlsruhe.
Schnellere Erholung nach schwerer Grippe durch Brottrunk. N.N.

Gürtelrose

Vor 14 Tagen bekam ich Gürtelrose. Ich rieb mich 3x täglich mit Brottrunk ein. Nach ca. **2–3 Tagen hatte ich kaum noch Schmerzen.** Habe ihn auch innerlich genommen. Herr Hermann K. Dortmund.

Haare

Seit ich Brottrunk trinke, ist mein Haarausfall merklich zurückgegangen. Ich weiß auch nicht warum. G.W. aus Freising.
Meine Frau hatte **starken Haarausfall** mit einem tomatengroßen Fleck. Jetzt fallen sie nicht mehr aus, sondern **wachsen nach.** Wir trinken seit sechs Wochen jeden Tag Brottrunk. Herr L. aus H.
Seit acht Wochen trinken wir Brottrunk und merken, der Haarausfall hat sich bereits gebessert. E.H.
Meine **Haare sind schöner denn je geworden, dank Brottrunk.** N.N.
Ich hatte kreisrunden Haarausfall. Ich trinke jetzt täglich Brot-

trunk und 2 Teel. Fermentgetreide. Alles in Ordnung. Frau Heike B. aus Witten.
Brottrunk täglich und ich bekomme gute Haare. K.T. aus Berlin
Ich habe 1985 eine schwere Herzoperation gehabt. Mir sind die Haare tüchtig ausgefallen. Durch Brottrunk habe ich es zum Stoppen bekommen, und jetzt wachsen sie nach. Frau Johanna E. aus Hamburg.
Ferner beobachtete ich bei mir einen **erschreckenden Haarausfall. Doch jetzt habe ich dieses Problem auch in den Griff bekommen.** Ich hätte nicht gedacht, daß es doch noch etwas gibt, was meinen starken Haarausfall stoppt und mein Haar nachwachsen läßt. Frau K. aus Bamberg.
Brottrunk finde ich gut, mir sind wieder mehr Haare nachgewachsen. Frau Hiltrud A. aus Taunusstein.
Nach einer Hormonstörung alle Haare verloren. **Beste Medizin – Brottrunk, die Haare sind wieder voll nachgewachsen.** Herr Rudolf W. aus Klagenfurt.

Hämorrhoiden

Durch Brottrunk die Hämorrhoiden fast weg. Seit 9 Wochen trinke ich Brottrunk, täglich eine Flasche. Frau Inge Sch. aus Hilden.
Meine Hämorrhoiden haben sich auch sehr gebessert. N.N.

Harnsäureerhöhung

Mein Harnsäuregehalt im Blut hat sich durch eine Trinkkur mit Brottrunk endlich gebessert. N.N.
Harnsäure im Blut war **deutlich gesunken. Ca. 3 Monate Brottrunk getrunken.** K. aus W.
Wegen zu hohen Harnsäuregehalt muß ich seit 15 Jahren Tabletten nehmen. Nach den ersten **6 Flaschen Brottrunk konnte schon eine Senkung beobachtet werden.** Durch meinen Hausarzt bestätigt. H.D. aus B.
Auch die Harnstoffwerte sind bei mir nach 8 Wochen durch re-

gelmäßig 1 Flasche Brottrunk und Fermentgetreide täglich, tiefer als sonst. Frau Elli E. aus Hannover.
Nach drei Wochen war ich den Harnzucker los. N.N.
Nach 7 Wochen sind die Schmerzen fast ganz verschwunden, und der Harnsäurespiegel ist wieder normal. Frau Waltraud St. aus Kaiserslautern.
Seit einem halben Jahr ist mein Harnsäurespiegel wieder in Ordnung. Frau Mathilde H. aus Spenge.

Haut

Außerdem habe ich festgestellt, daß die **Haut fest und straff durch Brottrunktrinken geworden ist.** Herr W.
Meine Haut wurde viel reiner, aus Lünen.
Nach drei Wochen stellte ich fest, daß ich eine ausgesprochene glatte und schöne Gesichtshaut habe. Keine Sonnenallergie, Haut gleichmäßig braun und glatt. H. V. aus Werl.
Seit 1973 **Hautkrankheiten durch rote juckende Flecken äußerten sie sich. Viele Ärzte konsultiert. Seit ich Brottrunk trinke, wird sie von Tag zu Tag schöner.** P.K.
Früher viele Bläschen, meine Hände und Füße mußte ich nachts mit Handschuhe und Strümpfe versehen. Jetzt ist alles in Ordnung. R.S.
Meine Haut war nach den Kobaltbestrahlungen sehr angegriffen, sie ist jetzt auch wieder in Ordnung. Seit ich Brottrunk trinke, ist meine Haut weich und pickelfrei geworden. Frau S. aus M.
Mache mit **Brottrunk Gesichtswaschungen, Haut jetzt endlich in Ordnung.** S. aus R.
Seit ich denke, unreine Haut, Pickel, Mitesser, jetzt alles verschwunden. Frau Sch. aus A.
Seit vielen Jahren litt ich unter **Hautallergie** mit entsprechendem Juckreiz. Trinke jetzt **täglich 2 Gläser Brottrunk,** habe schon eine große Verbesserung feststellen können. Frau W. Sch. aus D.
Viele Hautprobleme, kein Arzt konnte mir helfen. Waschungen und Trinken von Brottrunk und mein Problem ist verschwunden. Herr Theodor M. aus München.

Nach 8 Wochen Brottrunk-Behandlung verbesserte sich mein Hautbild vollkommen. Habe natürlich auch die Ernährung umgestellt. Frau Gabriele W. aus Wuppertal.

Hautkrankheit an der rechten Hand. Nach 4 Wochen **Brottrunktrinken meine Hand erheblich besser.** Frau Gerda A. aus Papenburg.

Schuppige Haut an den Beinen kann ich vergessen. N.L.

Seit der **Brottrunk meinen Stoffwechsel anregt,** keine schlechte Haut mehr. Herr Karl S. aus St.

Meine Frau klagte über Juckreiz auf der Haut. Ihr geht es jetzt viel besser. Herr Werner F. aus Herbede.

Die **Runzeln im Gesicht sind vergangen, und so zart war die Haut noch nie.** Ich wasche mich jeden Tag mit Brottrunk. Frau Johanna D. aus Eibelstadt.

Meine Frau betupft sich ihre kranke Stelle (Hautkrebs) damit. **Jukken ließ nach,** die kranke Stelle wird besser. Herr A. aus Schwäb. Gmünd.

Hand tiefe Risse, sind über Nacht abgeheilt, schöne zarte Haut. Frau Ingeborg L. aus Hanau.

Mit Brottrunk einreiben, unreine Haut beseitigt. Herr Hubert N. aus Gundelfingen.

Nach 4wöchiger regelmäßiger Einnahme kann ich bereits einen deutlichen Erfolg feststellen. Die Haut ist rosiger, die Pickel verschwinden zunehmend. Frau Brigitte R. aus München.

Seit 4 Jahren leide ich an immer wieder auftretender Hautunreinheit. Jetzt alles verschwunden. Endlich! Frau Jutta K. aus Teningen.

Seit 11 Jahren litt ich an einer Hautkrankheit. **Bläschen an der Innenseite der Hände und Füße. Durch Trinken und Einreiben endlich alles verschwunden.** Frau Sonja K. aus Brechen.

Es liegen noch weitere 19 Berichte vor, die ähnliches schreiben.

Herz

Ich hatte starke Herzrhythmusstörungen. Nach einer 4wöchigen Kur mit Brottrunk spürte ich schon eine große Besserung. N.N.
Bei meiner **Herzerkrankung sehr gute Erfahrungen** gemacht. Frau W. aus W.
Seit drei Tagen ist der Druck in der Herzgegend verschwunden. Ich mache weiter. Herr P.W. aus W.
Bin von den verheerenden Herzschmerzen befreit. Herr Peter K. aus Grevenbroich.
Da ich an koronarer Herzkrankheit leide, ist es mir gelungen, durch Brottrunk den Blutzucker unter Kontrolle zu bringen. Herr Georg H. aus Würmlingen.
Herzrhythmusstörungen sind längst nicht mehr so schlimm. Herr Herbert T. aus R.
Seit 14 Tagen nehme ich Brottrunk und spüre eine große Erleichterung an meinem Herzen. Frau Elisabeth Sch. aus Bielefeld.
Herzrhythmusstörungen fast verschwunden. Frau Heike K. aus N.
Trinke jetzt regelmäßig Brottrunk, mein **Herzstolpern ist geringer** geworden. H.Ö.

Hitzewallungen

Starke Hitzewallungen kaum noch zu spüren. Mache also regelmäßig weiter. Das ist sehr wichtig. Frau Ingrid K. aus Bethel.

Heuschnupfen

Leide seit vielen Jahren darunter. Jetzt habe ich endlich ein Mittel gefunden, das mir hilft, ihn zu beseitigen. Ein Bombenerfolg, kann ich nur sagen. N.N.
Litt seit 1974 an starkem **Heuschnupfen, jetzt keine Probleme** mehr. Herr Ludwig K. aus Bad Soden.

Hüftgelenksleiden

Nach meinem Krankenhausaufenthalt hat meine Frau mir sofort Brottrunk besorgt. Ich trinke täglich ein Glas davon. Brauche keinen Gehstock mehr. N.N.
Die Schmerzen im rechten und linken Hüftgelenk haben nachgelassen. Herr Gerhard K. aus K.

Juckreiz

Ich trinke seit 6 Wochen regelmäßig Brottrunk. Mein **furchtbarer Juckreiz ist dadurch verschwunden.** Herr Hans Schn. aus Berlin.

Krampfadern

Krampfadern an den Beinen, die sehr schmerzhaft waren, nach sehr kurzer Zeit behoben. Von Brottrunktrinken kann ich jetzt auch wieder durchschlafen und habe **keine Schmerzen mehr. Werde nicht mehr aufhören, ihn zu trinken.** Muß feststellen, daß meine Bollen von Krampfadern verschwinden und ich keine Schmerzen mehr habe. Frau A.G. aus W.

Kreislauf

Keine Beschwerden mehr. Das Leben ist viel natürlicher geworden. Es ging uns sehr schlecht, **Kreislaufstörungen. Seit 4 Wochen trinken wir jetzt Brottrunk, und es geht uns sehr viel besser.** Frau Wally K. Nürnberg.
Seit knapp drei Wochen mache ich eine Kur mit Brottrunk, und meine Kreislaufstörungen gehen deutlich zurück. N.N.
Mein Kreislauf ist viel stabiler geworden. Frau Ulla V. aus Jockgrim.
Ich spüre weder eine Umstellung noch Wetterfühligkeit oder Kreislaufbeschwerden mehr. Ich höre nicht auf, Brottrunk zu trinken. **Brottrunk hat mir geholfen, meinen Kreislauf zu stabilisieren.** N.N.

Kopfschmerzen

Seit ich Brottrunk trinke, treten **Kopfschmerzen nur noch ganz selten auf.** W.S.
Kopfschmerzen machen sich kaum noch bemerkbar. N.N.
Keine Kopfschmerzen mehr, und fühle mich sehr viel wohler. Frau Ilse D. aus Berlin.
Unsere Sprechstundenhilfe hatte immer mit Kopfweh zu tun. Ihr geht es jetzt auch viel besser. N.N.
Brottrunk ist wirklich super. Kopfweh und Müdigkeit ist weg. Frau Käte S. aus Rüzlern.
In meinem Kopf war ständig ein starker Nebel. Alles verschwunden. Keine Kopfschmerzen mehr. Fühle mich sehr gut. Habe den Brottrunk weiter empfohlen. Frau Ingrid D. aus Albstadt.

Knoten, Krebs

Knoten in der Schilddrüse, in 6monatlichen Kontrollen, ergeben jetzt ein erfreuliches Ergebnis. **Knoten wurde kleiner.** Frau K. aus H.
Non - Hodgkin, Krebskrankheit gibt es kein schulmedizinisches Heilmittel. Durch Brottrunk wurde alles erträglicher. Ich mache einfach weiter. N.N.
Betupfe täglich meinen Hautkrebs damit. Die Stelle wird kleiner. Frau Helga A. aus Schwäb. Gmünd.
Krebs am Ohrläppchen, ich trinke und mache Umschläge mit dem Brottrunk. Mein Arzt sagt, ich solle weitermachen. N.N.
Entfernung der rechten Brust vor 3 Jahren. Immer Nachuntersuchung. Hatten sich wieder Knoten gebildet. Mache ständig Aufschläge und trinke und habe natürlich die Ernährung umgestellt. **Deutliche Zurückbildung des Knotens.** Vom Arzt bestätigt. Gutartiger Knoten in der rechten Brust behandelt. Höre nicht auf damit. Frau Gerda M. aus Remscheid.
Brustoperation. Nehme regelmäßig seit fast einem Jahr Brottrunk, fühle mich seitdem viel wohler. Frau Rosa A. aus Österreich
Als ehemalige Krankenschwester half mir bei meinen offenen

Brustkrebs mit Brottrunkumschläge. Zieht den Dreck raus und ich fühle mich sehr wohl dabei. Mein Arzt wußte sonst mir nichts anderes zu raten als schwere Geschütze. Ich vertraue auf Gott und mache einfach weiter. Frau Magdalena W. aus Bad Rothenfelde.
Knoten in der rechten Brust. Auflagen mit Brottrunk gemacht und ihn auch getrunken. Auch die Ernährung umgestellt. Mein Arzt wundert sich nur noch. Frau Gerda K.

Knochen

Nehme zusammen mit Brottrunk seit 2 Jahren auch Fermentgetreide. Bei meinen Knochenschmerzen **sehr gute Erfahrungen gemacht.** Frau W. aus W.

Leber

Über lange Zeit hatte ich noch höhere Leberwerte. Viele Tabletten genommen. Der Erfolg blieb aus. Dann begann ich Brottrunk zu trinken. Seither ist mein Hausarzt mit den Werten sehr zufrieden.
Meine hohen Leberwerte (255/97) durch Ernährungsumstellung und Brottrunk erheblich verbessert. Werte sind jetzt 84/26. W.F. aus Lünen.
Seit 1980 Leberkrankheitssymptome, Werte sehr schlecht. Nach 8 Wochen mit Brottrunk sehr gute Werte erhalten. Ich mache weiter. Frau S. aus M.
Leber gesund, seit ich meine Ernährung plus Brottrunk bearbeite.
Habe eine leichte Lebervergrößerung. Seit ich die Ernährung umgestellt habe und den Brottrunk dazu nehme, habe ich sehr gute Werte erhalten. Herr H.J.
Durch Brottrunk langsam eine Normalisierung der Leberwerte bekommen. N.N.
Schmerzen im Leberbereich sind völlig verschwunden. Habe auch **Auflagen mit Brottrunk gemacht.** N.N.
Nach 3 Monaten Brottrunk haben sich meine Leberwerte erheblich gebessert. Schon fast normal geworden. L.V.
Nach 20 Jahren langsam normale Leberwerte bekommen. G.F.

Massiere mit Brottrunk und Olivenöl meine Leber ein. Toll! Herr Manfred V. aus Duisburg.
Brottrunk hat mir sehr gut getan. Ich mache natürlich weiter. Meine Mutter erzielte bei ihrem Leberleiden gute Erfolge. Nach einer 6-Wochen-Kur meine Leberwerte sehr gut. Frau Chr. N. aus Simbach.
Er lindert meinen Leberschaden und viele andere Beschwerden auch. G.Schl.
Leber und Nierenwerte durch Brottrunk gut. Frau Hildegard B. aus England.
Bei meiner Mutter haben sich nach einer Brottrunkkur die Leberwerte toll gebessert. S.J. aus B.
Nach regelmäßiger Einnahme des Brottrunkes besserten sich die Leberwerte meiner Ehefrau. Nach Absetzen wurden sie wieder viel schlechter. Herr Paul St. aus M.

Leistung z. B. Sport

Hatte eine schwere Operation und längere Erkrankung. Jetzt bin ich durch den Brottrunk wieder richtig leistungsfähig geworden. Sportler können besonders ihre Leistungssteigerung stärken, wenn sie regelmäßig Brottrunk zu sich nehmen. Auch **Abreibungen damit vornehmen. Sehr gut.** Frau G.K. aus Regensburg.

Lichtdermatose

Seit 1986 leide ich an einer polymorphen Lichtdermatose. Nichts half wirklich. Dann begann ich mit dem Brottrunk, jetzt bin ich wieder zu genießen. **Kann alles vertragen.** Tageslicht, sogar die grelle Sonne. Frau Heike G. aus Herten.

Lymphdrüsenkrebs

Ich erkrankte an Lymphdrüsenkrebs. Nehme Brottrunk und habe sofort auch meine Ernährung umgestellt. Ich fühle mich sehr wohl dabei. N.N.
Meine Geschwulst am Hals behandele ich mit Brottrunkaufschlä-

gen und nehme ihn auch innerlich. Ich kann nur sagen, es tut mir sehr gut, und ich **mache unverdrossen weiter.** Wichtig ist besonders bei Krebserkrankungen, daß man die Ernährung umstellt. N.N.

Magen

Jahrelang hatte ich Magengeschwüre, die mit keinem Medikament behoben werden konnten. Durch Umstellung der Ernährung und Brottrunktrinken habe ich endlich Erfolg. Herr E. aus Lünen.

Seit meinem 20. Lebensjahr leide ich an Magengeschwüre. Durch Umstellung alles gut überstanden. B.H. aus Dortmund.

Jahrelange leichtere **Magenbeschwerden meiner Frau sind bis zur Bedeutungslosigkeit reduziert.** N.N.

Mußte täglich viele Tabletten schlucken, weil mein Magen keine Nahrung behalten konnte und ich dadurch sehr starke Schmerzen hatte. Brottrunk und andere Ernährung haben mein Leben wieder lebenswert gemacht. **Magenbeschwerden vollkommen behoben.** Frau Sch. aus S.

Ernährung umgestellt, regelmäßig Brottrunk trinken und ich habe keine Magenbeschwerden mehr. H.C. aus A.

⅔ meines Magens wurden vor 10 Jahren entfernt. Ständig litt ich trotzdem unter Schmerzen. Ernährung umgestellt, Brottrunk, eine feine Sache. Warum hat man mir das nicht schon früher gesagt? Frau Jutta S. aus Hamburg.

Mein Magen-Darm-Trakt hat sich wesentlich verbessert. Frau Sylvia B. aus Ravensburg.

Seit über 8 Tagen trinke ich Brottrunk, meine **Magenstörungen werden immer weniger.** Frau Erna M. aus Hagen.

Ich leide seit ca. 30 Jahren an Magengeschwüren. So schlimm, daß ich oft nichts aß, wegen der Schmerzen. Umstellung der Ernährung und Brottrunk haben mir dann geholfen. Frau Wilma U. aus Dortmund.

Heftige Magen- und Gallebeschwerden beseitigt. Frau Magda P. aus Lippstadt.

Nach 8 Wochen Brottrunktrinken sind meine Magenbeschwerden immer weniger geworden. Frau Inge Sch. aus Hilden.

Magenbeschwerden gehören jetzt der Vergangenheit an. Frau Scharl. Sch. aus Recklinghausen.
Starke Magenbeschwerden, die kein Arzt bei mir beseitigen konnte, haben Ernährungsumstellung und Brottrunk beseitigt. G.J. aus Oldenburg.
8 Tage Brottrunk helfen mir schon bei meinen Magenbeschwerden. Frau Maria R. aus Lage.
Meine Magenempfindlichkeit ist so gut wie behoben. N.N.
Sollte schon meine Lehrertätigkeit aufgeben, wegen ständiger Magenbeschwerden. Alles behoben. Ich bin sehr glücklich. Herr Klaus S. Rendsburg.
Magenschmerzen können einem das Leben vergällen. Jetzt habe ich ein gutes Mittel, Brottrunk, er hilft mir. Frau Elisabeth P. aus S.
Magenbeschwerden machen mir jetzt nicht mehr das Leben sauer. Seit ich Brottrunk trinke, keine Magenprobleme mehr. G.W. aus H.

Migräne

Mußte ständig Migränetabletten nehmen. Durch Ernährungsumstellung und Brottrunk kaum noch Schmerzen, aus Lünen.
Litt seit 10 Jahren an Migräne, alle Anfälle werden weniger. Lünen.
Häufig Migräne gehabt. Jetzt **werden die Anfälle immer schwächer und seltener.** K.D.
Migräneanfälle haben was mit Ernährung zu tun. Umstellen der Ernährung und Brottrunk und man bekommt sie eines Tages wirklich in den Griff. Frau Edith S.
Leide viele Jahre unter Migräne. Oft mußte ich viele Tage dafür im Bett bleiben. Jetzt esse ich anders und nehme Brottrunk, es ist einfach toll. Frau I.I. aus Bramsche.
Schreckliche Migräne kenne ich jetzt nicht mehr. N.N.
Migräneanfälle brauchen nicht zu sein. Ich habe es selbst erlebt, Ernährung und Brottrunk wirken Wunder. N.N.
Mein Gott, keine Migräneanfälle mehr. Ich kann es noch immer nicht glauben. Trinke fleißig weiter meinen Brottrunk. Herr Hubert N. aus Gundelfingen.

Migräne kann ich jetzt völlig ohne Medikamente beikommen. G. Sch. aus Hamburg.
Meine Migräneanfälle gehören der Vergangenheit an. N.N.
Mußte ständig Migränetabletten nehmen. Durch Ernährungsumstellung und Brottrunk kaum noch Schmerzen. Frau Christel P. aus S.
Litt seit 10 Jahren an Migräneanfälle. Jetzt werden die Anfälle weniger. Frau Cornelia H. aus T.
Häufig Migräne gehabt. Jetzt werden die Anfälle immer schwächer und seltener, aus Lünen.
Migräneanfälle haben was mit Ernährung zu tun. Umstellen der Ernährung und Brottrunk und man bekommt sie eines Tages wirklich in den Griff. S.E.
Leide viele Jahre unter Migräne. Oft mußte ich viele Tage dafür im Bett bleiben. Jetzt esse ich anders und nehme dazu den Brottrunk. Es ist einfach toll. N.N.
Schreckliche Migräne kenne ich jetzt nicht mehr. N.N.
Migräneanfälle brauchen nicht zu sein. Ich habe es selbst erlebt, Ernährung und Brottrunk wirken Wunder. H.V.
Mein Gott, keine Migräneanfälle mehr. Ich kann es noch immer nicht glauben. Trinke fleißig weiter meinen Brottrunk. H.K.
Migräne kann ich jetzt völlig ohne Medikamente beikommen. F.H.
Last meiner Migräne gehören der Vergangenheit an. T.Z.

Muskelschmerzen

Leide ziemlich häufig darunter, da ich regelmäßig Leistungssport treibe. **Einreibungen und Einnehmen von Brottrunk lassen mich dieses Leiden vollkommen vergessen.** Supersache, aus Lünen.

Muskelkater

Jeder Sportler sollte Brottrunk kennen. Supersache. Einreiben und Trinken und man ist toll in Form und kennt keinen Muskelkater mehr. A.H.

Im Sport wird man durch Brottrunk ohne Muskelkater toll aufgebaut. L.B.
Andere Sportfreunde haben noch Muskelkater, ich nicht mehr. Dank Brottrunk. B.S. aus A.
Hart verspannte Muskulatur mit Brottrunk einreiben. Hilft sofort. T.B.
Nach dem 7½stündigen ununterbrochenen Wettkampf beim Radfahren habe ich keinen Muskelkater verspürt. Radrennfahrer aus München.
Nach dem Tennisspielen habe ich immer über Muskelschmerzen geklagt. Jetzt ist er nicht mehr vorhanden. Einreiben und Trinken von Brottrunk helfen ausgezeichnet. N.N.

Müdigkeit

Meine ständige Müdigkeit ist verschwunden, seit ich Brottrunk zu mir nehme, aus Lünen.
Bessere Überwindung von Müdigkeit und sonstigen Anfälligkeiten. H.T.
Meine ewige Müdigkeit ist weg. Trinke fleißig Brottrunk weiter. L.V. aus G.
Erhöhte Leistungsbereitschaft und weniger Müdigkeit, das sind die „Nebenwirkungen“ von Brottrunk. N.N.
Seit ich regelmäßig Brottrunk trinke, ist die nachmittägliche **Büromüdigkeit verschwunden.** So ein Mist!? R.D. aus R.
Die Müdigkeit nach dem Essen ist verschwunden. Ich bin voll bei den Verhandlungen aufnahmefähig. F.G. aus Lo.
Schon seit einigen Jahren überfiel mich eine enorme Müdigkeit, gegen welche kein Arzt angehen konnte. Brottrunk hat mir endlich geholfen. Frau M.A. aus B.
Große Müdigkeit und Niedergeschlagenheit haben sich stark gebessert. Meine Müdigkeit ist wie weggezaubert. N.N.
Merke deutlich weniger Ermüdbarkeit. Ich habe jetzt viel mehr Schwung. Kl. V. aus Le.
Kenne keine Müdigkeit mehr, seit ich Brottrunk regelmäßig trinke. Bin jetzt immer voller Tatendrang. Gl. V. aus Wien

Erfrischendes Gefühl bei **körperlichem Tiefpunkt. Müdigkeit ist verschwunden.** E.H. aus Sindelfingen.
Seit Tagen fängt meine Frau an, von Stunde zu Stunde mobiler zu werden. Herr Sch. aus Frankfurt.

Mykose

Dank Brottrunk ist sie völlig verschwunden. Frau Gudrun H. Leinfelden.

MS

Bin seit 1974 daran erkrankt. Seit ich Brottrunk trinke und auch auf meine Ernährung achte, geht es mir viel besser. Fühle mich irgendwie stärker. N.N.
Mit meiner MS scheint es jetzt nicht mehr so schlimm zu sein. Ich weiß, ich darf jetzt nicht mehr aufhören, andere Ernährung und den Brottrunk zu beachten. N.N.
MS, vor allem im seelischen Bereich auch Erlösung dadurch gefunden. L.M.
Unsere **MS-kranke Tochter hat sich außerordentlich erholt und an Kräften zugenommen.** R.Ch. aus W.
Seit 1980 MS, trinke jetzt täglich 3 x 1 Glas Brottrunk. Wir können es wirklich nur weiterempfehlen. G.u. H.K.
MS seit 1982. Ich trinke den Brottrunk fleißig, nehme auch das Fermentgetreide zu mir und fühle mich wesentlich besser und stärker. Meine Werte sind auch besser geworden. Frau Karin J. aus Unna.
Seit 10 Jahren MS mit Windelhose, jetzt kann ich regelmäßig am Vormittag meine Stuhlprobleme lösen – ein „wahres Wunder". Meine Leute vom MS-Club fühlen sich auch im ganzen wohler, seit ich ihnen gesagt habe, sie sollen den Brottrunk trinken. Frau Helga S. aus Graz.
Seit 9 Jahren MS mit organischer Lähmung, Blase, Darm ohne Kontrolle, Bakterien sind die Hauptplage. Das hat sich durch Brottrunk geändert. M.K. aus Murnau.

Nägel

Hatte Finger- und Fußnägel seit Jahren schadhaft. Mein Hausarzt sagte, es wäre ein Pilz., Alle Medikamente haben nicht geholfen. (Wird zum Schluß des Buches in einem gesonderten Kapitel ausführlich erklärt, wie gefährlich gerade diese Krankheit sein kann. Anmerk. der Autorin). Seit zwei Wochen nehme ich jetzt zwei Gläser Brottrunk. Alles geht langsam zurück. Herr K.E. aus B.

Nach 6 Karton Brottrunk hatte ich **keine Fingernägelprobleme mehr.** Sie waren immer zu weich. Frau Rita F.P. aus Ratingen.

Stelle Erfolge hinsichtlich einer Festigung von Haar und Fingernägel fest. Bin sehr dankbar dafür. N.N.

Trinke seit 4 Monaten Brottrunk und merke an meinen Fingernägeln eine Besserung. Sie brechen nicht mehr so leicht ab. Frau Erna A. aus Ch.

Meine Nagelbettentzündung am linken Zeigefinger ist nach Umschlägen mit Brottrunk vollkommen verschwunden. Frau Elli H. aus Ebersberg.

Nasennebenhöhlenentzündung

17 Jahre hat sie mich gequält. Nichts half. Umschläge und Trinken von Brottrunk hat mir endlich geholfen. N.N.

Ich habe meine Nasennebenhöhleneiterung mit Fermentgetreide behandelt. Alles in Ordnung. Frau Margret R. aus Bonn.

Nerven

Durch Brottrunk habe ich auch meine allgemeine Nervosität im Griff bekommen. E.K.

Dank **Brottrunk geht es meinen Nerven jetzt viel besser.** Danke! Frau W. aus W.

Die Verbesserung der Stimmungslage und ein robusteres Nervensystem waren die ersten Veränderungen, nachdem ich mit dem Brottrunktrinken anfing. H.L. aus A.

Selbst mein Nervensystem ist viel besser geworden. Ich mache weiter. Frau Brigitte W. aus Duisburg.
Meine Nervenschmerzen lassen von Tag zu Tag nach. Habe jetzt einen guten Schlaf und ruhigere Nerven bekommen. Tägl. 2mal Brottrunk trinken wirkt Wunder. N.N.
Meine Nerven waren durch den Tod meines Vaters total im Eimer. Ich atme langsam wieder auf. Ich trinke den Brottrunk weiter. Herr Josef H. aus Memmingen.
Vor allem aber für meine Nerven ist der Brottrunk eine sehr gute Sache. Chr. R. aus Graz.

Neurodermitis

Einreibungen mit Brottrunk und der Juckreiz hört auf. (Mein Enkel litt ebenfalls daran. Ab 6. Woche. Ich weiß also, wie gut es dem Joschi half. Ernährungsumstellung, und nach einem Jahr hatte er die Krankheit überwunden. Zur Zeit ist er $3\frac{1}{4}$ Jahre alt. Anmerk. der Autorin). A.
Mein $2\frac{1}{2}$jähriger Sohn hat seit einem Jahr Neurodermitis. Kortisonsalbe und alles verschlimmerte sie noch mehr. Erfuhr vom Brottrunk. Schon nach 2 Monaten trat eine große Besserung ein. Frau Susanne Sch. aus W.
Seit etwa 9 Monaten nimmt meine Tochter, 3 Jahre alt, die seit ihrer Geburt an starker Neurodermitis leidet, den Brottrunk. Sie fühlt sich wesentlich wohler, und der Ausschlag geht langsam zurück. N.N.
Alles half nichts bei meiner Erkrankung. Brottrunk sehr intensiv angewandt. Ich werde wahnsinnig, es hilft wirklich! Frau Anette S. aus Kaiserslautern.
Juckreiz ade, Flecken ade! Was will ich mehr? M.V.
Niemand kann nachfühlen, wie elendig man sich fühlt, wenn man unter dieser Krankheit leidet. Was habe ich nicht alles gemacht! Es verschlimmerte sich total. Dann richtige Ernährung, also kein tierisches Eiweiß mehr, also auch keinen Käse, Quark, Joghurt etc. Dann der Brottrunk mit seiner lebenden Milchsäure hat meine Krankheit vertrieben. Frau Ute K. aus Freiburg.

Seit meiner frühesten Jugend leide ich an dieser Krankheit. Warum hat man mir nicht früher vom Brottrunk erzählt? Wissen die Ärzte nichts von der lebenden Milchsäure und wie wichtig sie für uns Menschen ist? Brigitte L. aus W.
Mein Sohn ist glücklich. Fühlt sich nicht mehr wie ausgestoßen. Die Kinder spielen wieder mit ihm. Ich bin so glücklich, daß ich meinem Kinde jetzt endlich helfen kann, ohne Nebenwirkungen wohlverstanden! A.A. aus L.

Nieren

Immer nierenkrank, immer in Behandlung. Seit 10 Jahren, keine Hilfe bekommen. Jetzt trinke ich **zu jeder Mahlzeit ein Gläschen Brottrunk, und das Eiweiß im Urin ist wie ein Wunder verschwunden.** Herr K. aus H.
Meine Nieren arbeiten wieder flott und munter, und ich trinke den Brottrunk weiter. N.N.
Nach 20 Jahren Diabetes hervorragende Nierenwerte. Na, wer sagt's denn! Frau Ilona O. aus Tübingen-Bühl.
Meine **Nierentätigkeit ist erheblich besser geworden.** N.N.
Nierenentzündung gemildert, mache weiter, bis alles weg ist. Elisabeth W. aus Illertissen.
Wunderbare Nierenwerte. Man darf nur nicht aufhören mit Brottrunktrinken. Das ist sehr wichtig. N.N.
Meine Nierenbeckenentzündung so gut wie weg. Noch nie so schnell gegangen. Bin baff. Jeden Tag bis zu einer Flasche Brottrunk getrunken. Herr Sch. aus Karlsruhe.
Nach Nierenbeckenentzündung 2x innerhalb eines halben Jahres und massiver Einnahme von Antibiotika dank Brottrunk endlich im Griff bekommen. Alois K. aus Sembach.
Wegen meiner Nierenbeckenentzündung mußte ich starke Medikamente mit vielen Nebenwirkungen zu mir nehmen. **Mit Brottrunk keine Bazillen mehr.** Mein Arzt ist sehr nachdenklich geworden. Lotte S. aus K.

Pankreatitis

Leide an einer Pankreatitis, zur Stärkung meiner Darmflora habe ich Brottrunk getrunken. Die **Milchsäurebakterien haben mir geholfen.** Nach 1½ Monaten schon eine starke Besserung verspürt. Durchfälle lassen sehr stark nach. Herr D. aus N.

Papillom

Trinken und Auflagen sowie Ernährungsumstellung und es geht langsam zurück. Mache einfach weiter. Herr Dr. S. aus R.

Pilzerkrankungen

(wird noch besonders am Schluß des Buches beschrieben, wieso es so wichtig ist, sie sofort richtig zu behandeln.)
Lange Fußpilzbeschwerden. **Einreiben und Trinken von Brottrunk und bis jetzt ist er nicht wieder aufgetreten.** Frau W. aus Münster.
6 Wochen lang nachts Breiumschläge mit Brotferment, angerührt mit Brottrunk, gemacht. Nach dieser Zeit war fast der ganze Pilz herausgewachsen. Danach folgte eine gesunde Verhornung. (Will nicht genannt werden).
Im Schwimmbad mir einen Pilz geholt. Nichts half. Auflagen und Trinken von Brottrunk und er gehört jetzt der Vergangenheit an. (Ebenfalls)
Pilzerkrankung an den Händen in Form von Umschlägen und Bädern mit sofortiger Wirkung und Erfolg angewendet. Aber auch innerlich eingenommen ist sehr wichtig. Frau W.G. aus W.
Mein Mann hat mitgetrunken, der Fußpilz bei ihm schon bedeutend besser geworden. Käte S., Riezborn.
Mein hartnäckiger Fußpilz verschwindet langsam.
Fußpilz voll und ganz ausgeheilt. Frau K. aus Bamberg.
Mit zu den verblüffenden Eigenschaften Ihres Brottrunkes gehört für uns die prompte Wirkung bei Genital-Pilze. Bäder in der Dusche damit gemacht. Auch getrunken ist sehr wichtig. Wilhelm O.

Polyarthritis

Habe jetzt erheblich weniger Schmerzen, seit ich den Brottrunk trinke. Ich bin sehr glücklich darüber. Siegfried.

Prellungen

Der **Brottrunk war das ideale Mittel um Prellungen, Hautabschürfungen wegzubekommen.** Joachim D. aus St.

(Schmerzen nach Prellungen ist Übersäuerung des Gewebes. Durch die Milchsäure hilft sie sehr schnell die Schmerzen zu beseitigen. Anmerk. der Autorin).

Prostata

Wegen meiner Prostata viele Schmerzen gehabt. Jetzt werden sie immer weniger. Ich höre nicht auf zu trinken. Verbrauche im Monat 5 Kartons und 5 Fermentbeutel. Bruno W. aus Hückelhoven.
Prostatabeschwerden klingen stark ab. Ich kann es noch immer nicht glauben. Günther Sch. aus Hamburg.
Prostatabeschwerden kenne ich jetzt nicht mehr. Ich weiß ja, wie ich mir helfen kann. Bruno W.

Psoriasis

Leide seit 1979 darunter. Nichts hat geholfen. Was habe ich nicht alles getan. Könnte ein Buch über meine Leidensgeschichte schreiben. Ernährung umgestellt, als man es mir sagte, wie wichtig das sei und den Brottrunk und Fermentgetreide mit in meine Ernährung eingebaut. Besserung trat dann viel schneller als erwartet ein. D.V.
Meine Psoriasis heilt langsam ab. Endlich! N.N.
Psoriasis ist doch heilbar! Man muß nur wissen wie! N.N.
Mein Mann leidet hochgradig an Psoriasis. Trinkt jetzt täglich 3

Glas Brottrunk. **Nach drei Monaten Kur stellt sich jetzt endlich eine langsame Besserung ein.** F.K. aus I.
Starke Psoriasis und Stoffwechselstörungen. Ich habe es endlich im Griff bekommen. Frau Petra C. aus Deisenhofen.
Auch einer chronische Psoriasis kann man noch beikommen. Man muß nur sehr viel Ausdauer haben. Frau Sabine M. aus D.

Rheuma

Seit vier Wochen trinke ich Brottrunk, und meine Gelenkschmerzen (Rheuma) bessern sich von Tag zu Tag immer mehr. E.G. aus S.
Mein Rheuma ist durch Auflagen und Trinken von Brottrunk erheblich weniger geworden. I.F. aus B.
Seit 30 Jahren hat mein Schwager Rheuma im Arm. Er trinkt seit vielen Wochen Brottrunk und kann ihn jetzt schon viel besser bewegen. K.G. aus München.
Nach einem akuten Rheumaschub litt ich immer wieder an Gelenksteifigkeit. Jetzt trinke ich Brottrunk und mache auch Umschläge damit. Es bessert sich von Tag zu Tag immer mehr. Frau Marlene P. aus B.
Trinke seit vier Monaten Brottrunk, **mein Rheuma wird langsam besser.** N.N.
Seit einem Vierteljahr trinke ich Brottrunk mit Ferment, da ich schon immer von Rheuma und Gelenkleiden geplagt war. Nun merke ich, daß sich mein Leiden verbessert hat. N.N.
Nach 20 Jahren und vielen Kuren merke ich jetzt zum ersten Male, wenn ich regelmäßig Brottrunk trinke und auch Auflagen damit mache, daß ich erheblich weniger Schmerzen habe. Man muß nur dabei bleiben. Mit der Kur bessert sich auch mein Rheuma von Tag zu Tag. Rheumabeschwerden werden besser. N.N.
Ich fühle mich wieder als Mensch und habe weniger Schmerzen. Gertrud B. aus Stolberg.
Allgemeinbefinden und Rheuma bessern sich stark.
Rheumabeschwerden werden wesentlich geringer. N. N.

Bei Rheuma kann man Brottrunk nur empfehlen. Ich mache auf jeden Fall weiter. Maria H. aus W.
11 Kartons Brottrunk, und mein Rheuma geht flöten. Lydia V. aus Oberwern.
Rheumatische Schmerzen, geschwollene Beine, langsam bekomme ich durch das Brottrunktrinken alles in Griff. Magdalene W. aus Hamburg.
Rheuma in der Hüfte, ich lebe jetzt langsam auf. Höre aber auch nicht auf. Maria H. aus Enns (Österreich).
Mein Rheuma so gut wie verschwunden. Darf nicht wieder sündigen. Ernährung ist sehr wichtig. Ingrid W. aus Reutlingen.
Stoffwechsel in Ordnung, also wird auch mein Rheuma weniger. N. N.
Rheumatische Schmerzen sind nach 4 Monaten fast verschwunden. Frau M. T.-K., Maintal.
Selbst mein Rheuma zeigt sich nicht mehr so stark, wenn ich Brottrunk trinke. Frau M., Duisburg.
Stuhlverstopfung beseitigt, also geht auch der Rheumaschmerz erheblich zurück. Sie hängen auch zusammen. Frau Johanna H. aus St. Ingbert.
Rheuma und Ischias-Störungen sind verschwunden. N. N.
Meine rheumatischen Beschwerden haben sich schon sehr gemildert. K. Sch., Trilsen.
Wir litten unter Rheumabeschwerden, jetzt fühlen wir weniger Schmerzen. M. H., Nienburg.

Sehstörungen

Sehstörungen ließen nach und sind seit vier Monaten ganz verschwunden. Seit ich Brottrunk trinke. Hat was mit Durchblutung zu tun, sagt mein Arzt.

Sodbrennen

Ich glaube, es ist ein Wunder geschehen. Seit ich Brottrunk nehme, habe ich überhaupt **kein Sodbrennen mehr.** Walburga Sch., Solingen.
Das Sodbrennen nach Einnahme von Brottrunk tatsächlich verschwunden. Elisabeth M aus Bochum.
Seit vielen Jahren leide ich unter Sodbrennen. Dann trank ich regelmäßig Brottrunk, und es ist verschwunden. Gerhardt J. aus Oldenburg.
Mein Sodbrennen hat sich sehr stark gebessert. Ich mache auf alle Fälle weiter. Mathilde H. aus Spenge.
Ich habe kein Sodbrennen mehr. Höre aber trotzdem nicht auf, Brottrunk zu trinken. Es soll ja nicht wiederkommen. A.K. aus Hildesheim.
Ich litt an Sodbrennen. Seit ich Brottrunk kenne, kenne ich kein Sodbrennen mehr. G.H. aus B.

Salzhaushalt

Seit ich Brottrunk trinke, ist mein Salzhaushalt ohne Medikamente in Ordnungen gekommen. (Keine Angaben)

Scheyn-Löwental-Syndrom

Trotz Operation war die Periode sehr unregelmäßig. Seit meine Tochter Brottrunk nimmt, ist sie nun regelmäßig. Das ist ein sehr großer Erfolg. Alois K. aus Sembach.

Schlafstörungen

Wenn ich am Tage Brottrunk trinke, nicht zu spät natürlich, dann kann ich endlich gut schlafen. A. F. aus B.
Meine extreme Schlaflosigkeit damit behoben. Nur nicht spät abends trinken, er macht dann munter! Also gut für Autofahrer! Ich kann endlich ohne Medikamente **richtig durchschlafen.**

Meine jahrelangen Schlafstörungen beseitigt. Ich darf nur nicht mit dem Trinken aufhören.N. N.
Eine Kur mit Brottrunk gemacht, jetzt kann ich endlich wieder richtig schlafen. Sch. A.
Schlafstörungen gehören ab jetzt der Vergangenheit an. W. St. aus D.
Schlafe nachts ruhiger und fast immer durch. Helga E., Friedberg.
Kann viel besser schlafen, einfach super. N. N.
Die Schlafstörungen haben sich merklich gebessert. Ich habe wieder Lebensmut bekommen. Margret P., Bad Herrenalb.
Guter Schlaf in der Nacht, ruhige Nerven am Tage! Prost Brottrunk! Ch. R. aus Graz.

Schlaganfall

Seit 1985 leidet meine Mutter unter einem schweren Schlaganfall. **Keine Energie mehr und konnte sich kaum noch selbst versorgen.** Brottrunk und Fermentgetreide und seit zwei Monaten geht es meiner Mutter erheblich besser. Irene E. aus Bad Oynhausen.

Schmerzen

Wir alle trinken Brottrunk und fühlen uns wohler, bei meinem Mann haben die Schmerzen in den Knochen wesentlich nachgelassen. Maria St., Essen.
Nach 14 Tagen schon war ich die Schmerzen in den Knien los. Helga G. aus Büsum.
In der Wirbelsäule habe ich große Schmerzen zu erleiden, jetzt werden sie von Tag zu Tag weniger. Frau B. aus Meschede.
Jahrelange Kreuzschmerzen. Jetzt klingen sie langsam ab.
Gelenkschmerzen werden erheblich weniger. F. Äcker
Oberarm, Rücken, ständig Schmerzen. Sie lassen schon nach 2 Wochen trinken von Brottrunk erheblich nach. N.N.
Gehe am Stock und hatte immer viele Schmerzen. Jetzt nicht mehr.
Zu meinen Rückenschmerzen muß ich sagen, daß auch diese nicht mehr so stark auftreten. Wilma H., Bad Pyrmont.

Schmerzen im Fuß haben erheblich nachgelassen. Hedwig F.
Nach 7 Wochen haben meine Schmerzen sich verabschiedet. Den Harnsäurespiegel durch Brottrunk in Ordnung gebracht. Waltraud St., Kaiserslautern.
Auch meine Gelenkschmerzen haben sich gelindert. N.N.
Gelenkschmerzen lassen tüchtig nach. Ute K., Lemgo.
Ich bin jetzt fast schmerzfrei, trinke jeden Tag zwei Gläser Brottrunk. N. N.
Gehbeschwerden, hatte viele Schmerzen. Jetzt nicht mehr. Ich mache weiter. Erna M., Hagen.
Narbenschmerzen – Brottrunkumschläge und sie sind fast weg. N.N.
Gelenkschmerzen im Knie sind verschwunden. Wally K., Nürnberg.
Druckschmerzen im Oberbauch sind verschwunden. N.N.
Ständige Schmerzen im Fuß, entstanden nach einem Unfall, sind seit ich Brottrunk trinke, fast verschwunden. Hildgard W., Neuss.
Meine Schmerzen sind mit Brottrunk endlich verschwunden. Mußte sonst viel Kortison nehmen. N.N.
Meine Knochen schmerzfrei geworden. N.N.
Auch die nicht unerheblichen, teilweise starken Schmerzen des Tumors haben nachgelassen. Mache täglich Umschläge. Ich trinke aber auch den Brottrunk. Willi Sch. aus München.
Die Schmerzen im Knie sind ganz weg (Gonarthrose). N.N.
In den Beinen hatte ich unerträgliche Schmerzen. Nur wenn ich regelmäßig Brottrunk trinke, lassen sie stark nach. Christiane N., Simbach.
Im rechten Arm viele Schmerzen. Umschläge, Trinken und sie sind weg (keine Angaben).
Meine Schmerzen ließen nach 4 Wochen Kur mit dem Brottrunk sofort nach. M.T. aus Ch.
Seitdem ich mir von dem Fermentgetreide täglich Umschläge auf dem Knie mache, habe ich keine Schmerzen mehr. N.N.
Hatte immer viele Schmerzen, hängt mit Übersäuerung zusammen. Seit ich das erkannt habe und Brottrunk trinke, habe ich keine Schmerzen mehr. Frau S.

Ich litt viele Jahre unter chronischen Rückenschmerzen, bis in den rechten Fuß hinein. Es war furchtbar. Dann fing ich mit dem Trinken an, und langsam besserten sich die Schmerzen. Ich mache weiter und trinke täglich etwa 0,7 L. Frau W.
Meine Schmerzen in den Schultern sind viel weniger geworden. Frau Anneliese E. Wiesloch.
Ich konnte nachts nicht schlafen, vor lauter Schmerzen im Knie. Nun trinke ich Brottrunk und mache Aufschläge damit und die Schmerzen gehen weg. N.N.
Mein stechender Schmerz im linken Arm ist endlich verschwunden. Frau E.Z.

Schnupfen, Erkältung

Wenn ich den ganzen Winter über Brottrunk nehme, bekomme ich **keinen Schnupfen bzw. Erkältungskrankheit mehr. Während meiner Schwangerschaft war dieser Umstand sehr wichtig für mich.** Th. v. Cl.

Schwangerschaft

Ich kann nur jeder werdenden Mutter raten, während der ganzen Zeit ein Gläschen Brottrunk zu trinken. Die Blutwerte sind hervorragend. Herr Roland M. Marl-Sinsen.

Schwindel

Ich hatte lange ein gesundheitliches Tief, das mit Schwindel und Kreislaufstörungen verbunden war. Jetzt ist alles vorbei. G.B. aus Wächtersbach.

Schwitzen

Ich habe in den letzten Jahren viel schwitzen müssen. Jede Nacht mich 4x umziehen müssen. Es ist ein unerträglicher Zustand gewesen. Dann fing ich mit dem Brottrunk an, und schon bald verrin-

gerte es sich schon auf nur 2x umziehen. Ich mache einfach weiter. Herr Josef B. aus Schieder-Schwalberg.
Ich **schwitze jetzt nicht mehr so schlimm und fühle mich sehr wohl dabei.** Frau Inge F. aus Aachen.

Schwellungen

Die starke Verfärbung am Bein und Fuß ist schon gut zurückgegangen. Die starke Schwellung geht auch zurück. (War wie ein Elefantenbein). Seit 3½ Monaten trinke ich täglich Brottrunk. Dabei habe ich festgestellt, **daß ich seit 6 Wochen eine tägliche Wassertablette, die ich seit Jahren einnehmen mußte, einfach vergessen kann.** Frau H.T. aus Wilhelmshaven.

Schuppenflechte

Rückgang meiner Schuppenflechte kann ich dem Brottrunk zuschreiben. Seit etwa 12 Jahren habe ich an den Händen sowie am rechten Unterarm eine Hautkrankheit (Schuppenflechte). Behandlung mit Kortison ergab keine Heilung. Jetzt trinke ich Brottrunk und siehe, sie geht zurück, aus Mönchengladbach.
Nach ca. **einem viertel Jahr war meine Schuppenflechte so gut wie weg.** N.N.
Nach knapp vier Wochen täglich eine ½ Flasche Brottrunk sieht die Schuppenflechte bei meinem Mann recht gut aus. H.V.
Seit meinem 18. Lebensjahr leide ich unter der lästigen Schuppenflechte. Jetzt bin ich 68 Jahre alt. Also genau 50 Jahre. Vier Wochen Brottrunk und sie geht endlich weg. W.B.
Trinke täglich Brottrunk und fühle, daß meine Schuppenflechte erheblich weniger wird. N.N.
Das Mittel hat geholfen, mich von meiner Schuppenflechte zu befreien. E.F.
Kortison und Schuppenflechte ist lachhaft, Brottrunk hilft! G.R.
Schuppenflechte nach einer 6-Wochen-Kur mit Brottrunk fast vollständig zum Erliegen gekommen. Herr L. aus H.
Seit drei Jahren hat mein Sohn Schuppenflechte, jetzt ist sie verschwunden. Frau A.G. aus L.

Ich trinke schon längst Brottrunk, er hat mir bei meiner Schuppenflechte sehr geholfen. Leide seit 8 Jahren darunter. U.Sch. aus K.
Meine Schuppenflechte ist nach ca. 1 Woche Anwendung schon erheblich zurückgegangen. N.N.
Brottrunk – **Zaubertrunk, die Schuppenflechte ist weg.** H.F. aus Berlin.
Nach 10 Flaschen alle Schuppen sind weg. N.N.
3 Wochen und meine Schuppenflechte verabschiedet sich endlich von mir. H.C. aus Sch.
20 Jahre Schuppenflechte, jetzt endlich habe ich sie im Griff. Emma L. aus Karlsruhe.
Seit 1964 Schuppenflechte behaftet. Was habe ich in den vielen Jahren nicht alles getan. Jetzt ist sie fast verschwunden. Seit 3 Monaten trinke ich Brottrunk. Herr Erwin B. aus Ginsheim.
40 Jahre plagte mich meine Schuppenflechte, ich habe sie jetzt nicht mehr. Otto G. aus Delfeld.
Seit 1975 Schuppenflechte, ich habe sie endlich nicht mehr. Trinke weiter Brottrunk. Mein tägliches Getränk geworden. Frau Waltraud R. aus Neuenhaus.
Gleichzeitig darf ich Ihnen aber noch sagen, daß die Schuppenflechte meiner Schwiegermutter völlig verschwunden ist. Herr Werner F. aus Herbede.
Seit Jahren an Beinen und Ellenbogen Schuppenflechte, jetzt ist sie nicht mehr da. H.J. aus Duttenstedt.
Flechte am Haaransatz, sie ist verschwunden. Frau Helga A. Schwäbisch Gmünd.
Schuppenbildung an den Augenbrauen völlig verschwunden. N.N.
Mein Vater leidet seit seiner Jugend an Schuppenflechte. Jetzt endlich ist sie weg. Frau Erica C.J.
An den Händen Schuppenflechte, war sehr schlimm für mich. Ich bin einfach selig. Ich habe sie dank Brottrunk nicht mehr. Herr Ernst P. aus Düsseldorf.
Meine Schuppenflechte seit Einnahme des Brottrunkes wesentlich gebessert. Frau Kornelia T. aus Speichen.
Meine langjährige Schuppenflechte ist nahezu verschwunden. Herr Kurt B. aus Kalkheim.

Meine Kopfschuppen sind verschwunden. B.G. aus L.
Ich habe keine Schuppenflechte mehr, können Sie sich vorstellen, was das für mich bedeutet? Danke! Frau Jutta M. aus HH.
Mit Fermentgetreide meine Schuppen beseitigt. Die Flecken werden immer heller. K.G. aus Krefeld.

Stoffwechsel

Der Brottrunk hat einen sehr günstigen Einfluß auf meinen Stoffwechsel genommen, sagt mein Arzt, aus Lünen.
Seit Jahren litt ich unter Stoffwechselstörungen und war ständig beim Arzt. Jetzt trinke ich täglich Brottrunk und fühle mich sehr wohl und brauche keine Medikamente mehr.
Plötzlich besserte sich meine Stoffwechsellage, damit hatte ich schon gar nicht mehr gerechnet. Arbeitskreis.
Ich habe gemerkt, daß dadurch der Stoffwechsel erheblich in Ordnung gekommen ist. N.N.
Meine Stoffwechselstörungen infolge chronischen Nebenhöhlenentzündungen in Ordnung gebracht. N.N.
Sehr gute Anregung des Stoffwechsel. Der Brottrunk ist super. H.L.
Habe weniger Stoffwechselschwierigkeiten und fühle mich viel frischer. Frau E.
Brottrunk wirkt sich bei vielen Stoffwechselerkrankungen sehr positiv aus. K.D.
Rheumabeschwerden und der Stoffwechsel ist besser geworden. S.B. aus Ravensburg.
Ferment und Brottrunk haben meinen Stoffwechsel wieder auf die Sprünge geholfen. I.J.
Trinke Brottrunk und mein Stoffwechsel ist in Ordnung. U.G. aus Adendorf.
Regelmäßig Brottrunk und mein Stoffwechsel wird harmonisiert und bleibt stabil. E.T. aus Goorshausen
Große Plage mit Stoffwechselstörung. Jetzt ist alles normal. K. aus Rendsburg.

Streß

Litt ständig unter Streß. War furchtbar. Jetzt trinke ich Brottrunk und werde erheblich ruhiger. N.N.
Brottrunk tut mir selbst immer gut und **hilft mir bei Streß und Abgespanntheit.** Frau Gila G.

Stuhlverstopfung

Ich habe keine Probleme mehr mit dem Stuhlgang und fühle mich sehr wohl. Herr W.
Seit ich Brottrunk trinke, habe ich einen geregelten Stuhlgang. H.T.
Mein Stuhlgang ist regelmäßig geworden, und deswegen ließen dann auch meine Schmerzen nach. H.B.
Ebenso hat **der Trunk sehr geholfen, meinen Stuhlgang zu regulieren. Und das schon nach 4 Wochen, 2 Gläser pro Tag.** H.D.
Was den Stuhlgang angeht, der ist jetzt auch bei mir wieder in Ordnung. Frau Ilse K.
Litt seit vielen Jahren unter Stuhlverstopfung. Vier Wochen Brottrunk und alles ist in Ordnung gekommen. N.N.
Besserung des Stuhlgangs war der erste Fortschritt, den ich machte, als ich mit Brottrunk anfing. Frau Maria I. aus Kaufbeuren.

Venen

Ich hatte ein Venenleiden, seit ich Brottrunk trinke, bekomme ich dieses Problem langsam im Griff. N.N.

Verdauung

Wir nehmen seit ca. 2 Monaten Brottrunk. Erste Anzeichen, eine viel bessere Verdauung hat sich bei uns eingestellt. Frau Elisabeth M. aus Bochum.
Ich fühle mich viel wohler als früher, und die Verdauung klappt jetzt prima. N.N.

Außerdem bringt der Brottrunk eine hervorragende Verdauung. D.K. aus P.
Nach ca. 1 Woche habe ich feststellen können, daß meine Verdauung verbessert ist und meine leichten Blähungen verschwunden sind. H.K. aus A.
Er regelt auf wunderbare Weise meine Verdauung. N.N..
Ich habe keine Verdauungsbeschwerden mehr. N.N.
Meine Verdauungsbeschwerden sind seitdem fast beseitigt. W.N. aus B.
Habe seit 8 Jahren einen Anus präter (künstl. Darmausgang) und viel Schwierigkeiten mit der Verdauung gehabt. Seit der Kur hat es sich merklich gebessert. Frau Ruth G. aus Oberhausen.
Hatte seit 1983 eine Gallenoperation und Schwierigkeiten mit der Verdauung und dem Stuhlgang. Jetzt nicht mehr. Frau Irene W. aus Mallorca.
Fühle mich wohler, und meine Verdauung regelt sich auch, wenn ich das ständige Trinken von Brottrunk nicht vergesse. Nehme auch das Fermentgetreide ein. N.N.
Er regelt auf wunderbare Weise meine Verdauung. K.L.
Endlich eine normale Verdauung. Nur wer auch darunter leidet, weiß, was ich fühle. Frau Rosa A. aus Österreich.
Verdauungsstörungen können einem das Leben vergällen. Jetzt bin ich befreit davon. Höre nicht auf zu trinken. Soll ja nicht wiederkommen. Frau Erna H. aus H.
Ich war schon von Geburt an immer kränklich. Vor allem Verdauungsorgane machten mir zu schaffen. Wie gut tut mir der Brottrunk. Frau Hannelore H. aus W.
Seit 4 Jahren Verdauungsprobleme, da ich MS habe, ist das schlimm. Jetzt geht es mir erheblich besser. N.N.
Verdauungsstörungen gehören jetzt der Vergangenheit an. Frau Helga S. aus Graz.
Ich hatte noch nie eine solch geregelte Verdauung. Jahrelange Verdauungsstörungen. Jetzt habe ich sie nicht mehr. Frau Inge Sch. aus Hilden.
Verdauung funktioniert wieder sehr gut. Herr Norbert L. aus Braunlage.

Verdauungsprobleme habe ich zwischenzeitlich keine mehr. Frau Jutta K., Teningen.
Bis jetzt reguliert sich bereits auf jeden Fall die Verdauung. Frau Christel F. aus Haar.
Gesichtshaut frisch, Verdauung alles klar! Herr Hans K. aus Ulm
Jetzt habe ich endlich regelmäßig Stuhl. K.W.
Die Verdauung war schon nach einer Woche einwandfrei. N.N.
Brottrunk hat meinen Körper entgiftet, darum habe ich jetzt auch keine Verdauungsprobleme mehr. Frau Hilde St. aus Salzgitter.
Ich darf abschließend noch sagen, daß sich die schrecklichen entkräftigenden Diarrhöen durch die aggressive Krebstherapie inzwischen völlig normalisiert haben. Frau Hildegard D. aus Quickborn.
Meine **Verdauung ist nach einigen Monaten bestens.** Frau Anny.
Bei mir hat sich speziell die Verdauung verbessert. E. aus Hooskiel
30 weitere Berichte liegen in dieser Art noch vor.

Warzen

Habe einen riesigen Erfolg zu vermelden. Eine Dorn-Warze auf der Hand ist vollständig verschwunden. M.R. aus Basel.
Meine Tochter hatte sich mit einem Warzenvirus (Verrurae) angesteckt. Diese Flachwarzen hatte sie im ganzen Gesicht. **Wochenlang fuhr sie zur Hautklinik. Kein Erfolg. Trinkkur und Waschungen mit Brottrunk halfen endlich.** Frau Elfriede G. aus E.

Wechseljahre

Diese machten mir schwer zu schaffen. War manchmal am Boden zerstört. Nach Brottrunkkur sehr viel besser geworden. Frau Lotte F. aus Essen.

Wetterfühligkeit

Seit ich Brottrunk trinke, macht mir diese nicht mehr zu schaffen. Das ist wirklich ein Geschenk Gottes. Frau Ida L. aus H.

William-Beuren-Syndrom

Seit der Geburt leidet unser Sohn (15.J.) daran. Dazu gehören Verengung der Hauptschlagader usw. Dazu hat er nur eine Niere, diese wird ebenfalls durch eine Verengung der Hauptarterie unregelmäßig mit Blut versorgt. Nun trinkt er seit einem Jahr regelmäßig jeden Tag ein Glas Brottrunk. Jetzt geht kein Urin mehr unkontrolliert ab. Keine entzündeten Stellen mehr am Körper. Frau A. G. aus L.

Allgemeines Wohlbefinden

Seit ich Brottrunk trinke, ich bin direkt ein Genießer von diesem Getränk geworden, ist mein Wohlbefinden gesteigert. Elisabeth P., S. H.

Mein Wohlbefinden hat sich stark gebessert. N.N.

Seit 1 Jahr trinke ich Brottrunk und nehme auch Fermentgetreide dazu. Es geht mir viel viel besser. N. N.

Durch Brottrunk in 3 Wochen 9 kg abgenommen, fühle mich pudelwohl. Ich bin jetzt viel leistungsfähiger geworden. Kein Tief mehr. Lieselotte T. aus W.

Mein Wohlbefinden ist sehr gut. Keine Schmerzen im Körper. W. H., Schönwald.

Mein Mann hat schon große Erfolge durch dieses Getränk gehabt, und ich hoffe, daß es auch mir hilft. N.N.

Nach dem Herzinfarkt begann ich eine Kur, ich fühle mich sehr wohl. Wilhelm G. aus H.

Mein Hausarzt riet mir, den Brottrunk zu trinken. Mir geht es sehr gut. Ich mache weiter. Martha K. aus R.-W.

Hatte vorher immer verquollene Füße, Jetzt nicht mehr. Mir geht es sehr gut. H. H. aus T.

Allgemeinzustand und die Zuckerkrankheit bekomme ich in den Griff. R.W. aus M. – R.
Mein Allgemeinbefinden hat sich schon nach wenigen Tagen erheblich verbessert. A.F. aus B.
Seit meine Verdauung klappt fühle ich mich viel besser. Hildegard K. aus A.
Keine Erschöpfung mehr, fühle mich einfach wohl. N.N.
Wohlbefinden hat sich nach der Kur mit dem Brottrunk schlagartig wieder eingestellt. Ursula E. aus B.
Mein Mann nimmt ihn regelmäßig. Er fühlt sich sehr wohl und macht weiter. H. B. aus P.
Ich kann nur sagen, es ist wie ein Wunder. Bin nicht mehr müde, habe wieder Lust am Leben bekommen. N.N.
Wenn ich lange Fahrten mit dem Auto machen muß, trinke ich Brottrunk und werde nicht mehr müde. N.N.
Helfe mit durch Mundwerbung, den Brottrunk zu vertreiben. Er tut dem Körper einfach wohl. Möchte nur wissen, warum. I.B., M.
Nach Nierenbeckenentzündung jetzt allgemeines Wohlbefinden. Arzt ist zufrieden mit mir. N.N.
Gesundheit kehrt zurück. Das kann man mit Geld nicht bezahlen. H. Sch., Karlsruhe.
Mein allgemeiner Zustand wird von Tag zu Tag erheblich besser. Th. A., Dortmund.
Ferment und Brottrunk und ich schaue zufrieden in die Zukunft. G. M., L.
Ich werde jetzt viel leistungsfähiger und frischer sowie fröhlicher. Ich fühle mich wohl wie in meinem ganzen Leben nicht. W. T., M.
Fühle mich wieder jung, trinke schon seit 2 Jahren den Brottrunk. Fritz B. aus N.
Mein allgemeines Wohlbefinden steigert sich von Tag zu Tag. N.N.
Gewichtsabnahme, keine Ekzeme mehr, wieso soll ich mich da nicht wohl fühlen? Inge S., Basweiler.
Werden durch unser allgemeines Wohlbefinden zu Topleistungen in Beruf und Freizeit angeregt. N.N.
Gesteigerte Abwehr sowie gesteigertes allgemeines Wohlbefinden konnten wir an uns beobachten. N.N.

Es ist, als hätte ich ein neues Leben bekommen. N.N.
Im Dezember verbesserte sich meine Kondition nach einem leichten Schlaganfall sehr schnell durch Brottrunktrinken. A. K., Schweiz.
Bin 89 Jahre und trinke Brottrunk und fühle mich ausgezeichnet. H. F. aus B. P.
Herzlichen Dank, ich fühle mich einfach pudelwohl. N. N.
Trinke seit Wochen den Brottrunk und fühle mich wirklich sehr wohl. Ursula D., Dortmund.
Außer dem Wohlbefinden habe ich Kraft, den Tagesablauf zu bewältigen. Ernst B., M.
Ich muß einen schwerkranken Mann pflegen, trinke Brottrunk und fühle mich jetzt viel stärker, meine Aufgabe zu erfüllen. H. R., I.
Nach einem ½ Jahr waren alle meine kleinen Zipperleins verschwunden. Einfach toll. N. N.
Ich fühle mich jetzt äußerst fit und wohl. N. N.
Mein Allgemeinzustand hat sich stark gebessert. Schmerzen gehen zurück. E. B., Hagen.
Bei bester Gesundheit fühle ich mich als 60jähriger nun noch 10 Jahre jünger. S. E., Stuttgart.
Seit ca. 2 Wochen spüre ich den Erfolg, und zwar ist meinem ganzen Wohlbefinden irgendwie geholfen worden. M. L. aus E.
Über 45 weitere Zuschriften nur über dieses Thema sind eingegangen.

Wundheilung

Wasche jeden Morgen meine Brust. Seither habe ich keine Wundheilungsprobleme mehr. Gertrude S., Wien.
Meine Fistel näßte sehr lange. Niemand konnte mir helfen. Jetzt hat sie sich dank Brottrunk geschlossen. Willi Sch., München.
Lag 7 Monate im Spital, stand fast vor Amputation. Große Wunden, die einfach nicht heilen wollten. Stellte Ernährung um und trank Brottrunk. **Meine beiden Beine hatten Wunden wie vom Haifisch gebissen und bis jetzt auf eine kleine Wunde alles geheilt.** G. S., W.

Operationswunde nach Zehamputation wollte nicht heilen. 8 Wochen Brottrunk und die Wunde ging endlich zu. N. N.
Mein Mann litt ständig unter offenen Wunden. Jetzt sind sie endlich geschlossen. Wir trinken weiter. Frau H. aus B.

Zahnstein – Zähne

Trinke und spüle mit Brottrunk. Zahnarzt wundert sich, daß gar kein Zahnstein mehr vorhanden ist. Auch mein Zahnfleischbluten ist nicht mehr wiedergekommen. Tom P. aus Bad Nauheim.
Putze jetzt meine Zähne mit Ferment. Eine wirklich tolle Sache. N. N.
Habe kein Zahnfleischbluten mehr. N. N.

Zucker

Meine Mutter hatte vor einiger Zeit über 300 Blutzucker. Dank Brottrunk ist er jetzt auf 189 heruntergegangen. Renate S. aus Stuttgart.
Ich habe stark Zucker, ist jetzt auch heruntergegangen, denn ich trinke täglich Brottrunk. N. N.
Leide an Zucker, Brottrunk hilft mir sehr. Arzt kann es nachprüfen. Bin zuckerkrank, Brottrunk ist fast lebenswichtig für mich geworden. Dorothea G. aus D.
Meine Zuckerwerte bleiben jetzt immer im Rahmen. N. N.
Zuckerwerte gehen runter. Friedel B. aus W.
Kann weniger Zuckertabletten nehmen. N. N.
Blutzuckerwerte haben sich gebessert. Arzt ist erstaunt. Erna A. aus D.
Nach einigen Monaten Brottrunktrinken sank tatsächlich mein Zucker. N. N.
Habe jetzt ganz normale Zuckerwerte bekommen. Mach weiter. Margarete G. aus Berlin.
Meine Zuckerwerte von 320 auf 180 heruntergegangen. Arzt ist verblüfft. D. K., Grevenbroich.

Unser Nachbar hat sehr starken Zucker. Er trinkt 2 Monate und der Zucker ist sehr zurückgegangen. N. N.
Blutzuckerwerte haben sich ungeheuer schnell eingependelt. I. E., Bad Oynhausen.
Meine Blutzuckerwerte spielen nicht mehr verrückt. Arzt kann es einfach nicht glauben. I. H., Memmingen.
Weil ich Zucker habe, tut mir der Brottrunk ganz gut. N. N.
Blutzucker durch Brottrunktrinken zurückgegangen. N. N.
Zuckerwerte haben sich stark bei mir gebessert. N. N.
Blutzucker ist auf 234 heruntergegangen. A. K., Bederkesa.
Ich setze den Trank fort und hatte auch Erfolg beim Blutzucker. Angelika G. aus Duisburg.
Meine Blutzuckerwerte sind auf Normalwert heruntergegangen. N.N.
Meine Zuckerwerte waren sehr schlecht, dann trank ich jeden Tag Brottrunk, und sie gingen auf 180 zurück. N. N.
Mein Zuckertest war noch nie so gut wie jetzt nach dem regelmäßigen Brottrunktrinken. Herr I. G., Duttenstedt.

Lieber Leser, Sie haben alle Berichte gelesen? Sie können es noch immer nicht glauben? Ich habe aus den tragischen Zuschriften nur jeweils ein paar Sätze herausgezogen. Fast alle Briefe sind mit der Hand geschrieben und können jederzeit eingesehen werden.
Sie können es irgendwie immer noch nicht glauben, daß es wirklich funktioniert?
Nun, am Anfang des Buches habe ich ja beschrieben, woraus der Brottrunk beschaffen ist. Daß es die Gesamtheit der Inhaltsstoffe ist, die dem Körper zur Heilung verhilft. Und jetzt möchte ich Ihnen noch ein wenig über ein Körperorgan schreiben, das der Verursacher nahezu aller Krankheiten ist. Wenn man dieses Organ saniert, muß auf Dauer jede Krankheit aus dem Körper flüchten.
In fast allen Berichten stand immer wieder zu lesen, wie wichtig es ist, daß man seine Ernährung umstellt. Nicht nur für eine Kur,

sondern für immer. Dann bleibt man frisch und munter und behält eine sehr, sehr schöne Haut.

Glauben Sie mir, lieber Leser. Man kann sich sogar fröhlich und lustig dabei fühlen. Ich mache es jetzt schon seit über sieben Jahren. Schließlich hängt mein Leben davon ab.

Bedenken Sie eins, Krankheiten überfallen uns nie über Nacht, sondern sie entstehen immer aus lauter kleinen Sünden über viele Jahre verteilt.

Wenn Sie das nächste Kapitel gründlich studieren, dann endlich werden Sie begreifen, warum jene Menschen wirklich ihre Krankheit in den Griff bekommen haben.

Mein Kumpel Dicki!

Teilauszüge entnommen aus dem Buch: „Die Grundvergiftungen der Menschheit“ von Wilhelm Spark von 1909 (nicht mehr erhältlich).

„Wer es nicht selbst erfahren oder an anderen beobachtet hat, hält es einfach für unglaublich, welch große Mengen Schmutz der Menschenleib in sich beherbergen kann. Bei vielen Menschen sammeln sich im Dickdarm Rückstände an, die allerlei schleichende Störungen hervorzurufen vermögen, deren Ursache nicht erkannt wird. (Auch heute noch nicht.) Es handelt sich um die Verkrustung des Dickdarmes mit altem, trockenem Kot, der sich an der inneren Wand des Darmes im Laufe der Zeit in solcher Menge ansetzt, daß er ihn fast völlig auskleidet und zuweilen auf die Hälfte, ja ein Drittel seines wahren Durchmessers verengt. In den Kliniken findet man bei Leichenöffnungen diese Bedeckung der Darmwand mit altem Kot überaus häufig.

Ein so verschmutzter und verengter Darm kann nun nicht richtig arbeiten, und solange der Kot in ihm verbleibt, wird er die Entstehung von Stuhlverstopfung und Hämorrhoiden, um nur zwei häufige Folgen zu nennen, begünstigen und deren Beseitigung erschweren oder ganz verhindern.

Die Arbeit des Dickdarmes ist mehrfacher Art: aufsaugend und ausscheidend. Er dient als Behälter des aus dem Dünndarm kommenden flüssigen und sauren Speisebreies, den er durch Ausscheidung gewisser Stoffe entsäuert und alkalisiert.

Es ist sehr wahrscheinlich, daß der Dickdarm nicht nur solche Stoffe ausscheidet, die auf den Speisebrei wirken sollen, sondern auch verbrauchte Stoffe, deren der Körper sich entledigen muß, wenn er nicht erkranken will. Die innere Wand des Dickdarmes ist eine große Schleimhaut von durchschnittlich etwa 1500 Quadratzentimeter Fläche, und es ist keineswegs gleichgültig, ob ein großer oder der größte Teil von ihr im Haushalt des Körpers seine Schuldigkeit tut oder nicht. Finden nämlich die zur Ausscheidung durch den Dickdarm bestimmten verbrauchten Stoffe diesen Ausgang durch Verkrustung der Darmhaut mit altem Kot versperrt, so müssen sie eben einen anderen Ausgang suchen. In vielen Fällen übernehmen zweifellos andere Organe, Niere, Haut, Lunge, die Arbeit des unfähigen Darmes, und wenn diese Organe kräftig und die verbrauchten Stoffe nicht besonders giftig sind, so kommt es nicht zwangsläufig zu Störungen der Gesundheit. Sind aber die verbrauchten Stoffe ungewöhnlich giftig oder reichlich vorhanden, so kann eine in der Regel chronische Krankheit die Folge sein, deren Ursache man überall sucht – nur nicht da, wo sie wirklich liegt. Der Zusammenhang einer Krankheit mit einer Störung der Darmtätigkeit ist in einem gegebenen Falle allerdings nicht leicht nachzuweisen und kann wohl nur aus allgemeinen Betrachtungen und Erfahrungen gefolgert werden, auch sind stets noch andere mitwirkende, einschränkende , verändernde Umstände in Betracht zu ziehen, sodaß ein gut begründetes Urteil sich nur schwer gewinnen läßt. Entscheidend bleibt immer die Erwägung, daß die mangelhafte Tätigkeit eines der Ausscheidung von Selbstgiften dienenden Organs, wenn andere Organe die Arbeit nicht mit versehen, nicht ohne Nachteil für den Organismus bleiben kann. Die Störung mag früh oder spät eintreten, sie wird und muß sich endlich zeigen.

Es wird eine nützliche, wenn auch schwierige Arbeit sein, den Zusammenhang zwischen Darmverkrustung und chronischen Störungen in einer möglichst großen Anzahl von Fällen in aller erreichbaren Wahrscheinlichkeit festzustellen.

Die Tatsache, daß der Dickdarm sich nicht nur mit der Zubereitung des Kotes zu beschäftigen, sondern auch flüchtige Selbstgifte auszuscheiden habe, findet nicht nur in Beobachtungen, sondern auch in der Tatsache, daß auch die Schleimhäute anderer Organe nicht selten große Mengen Abfallstoffen entfernen, ihren Ausdruck. Die Erfahrung spricht dafür, daß die meisten chronisch Kranken ihren Dickdarm haben verschmutzen lassen; aber auch Gesunde würden staunen über das Ergebnis einer Untersuchung ihres Darmes.

Die Darmreinigung ist so wichtig, daß man alle Kuren, die man gegen chronische Störungen macht, mit ihr beginnen sollte.
Begreifen Sie jetzt langsam die Zusammenhänge?
Der Brottrunk ist ein großer Darmreiniger. Deswegen ist es ja auch so wichtig, daß man ihn für sehr lange Zeit zu sich nimmt. Damit man aber für immer Erfolge hat, sollte die Ernährung umgestellt werden.
Die größten Hauptsünden bestehen in der falschen Eiweißtheorie. Vegetarier lassen Fleisch und Wurst und Fisch weg und essen in großen Mengen Eier, Käse, Quark, Joghurt, Kefir und Milch. Das ist auch tierisches Eiweiß! Eiweißüberfütterung bereitet im Körper Vergiftungen. In Maßen zu sich genommen, ist es nicht schlimm. Sehr kranke Menschen müssen die ersten Monate gänzlich auf tierisches Eiweiß verzichten. Später kann man dann wieder Fleisch und Fisch und auch Milchprodukte zu sich nehmen. Immer aber im Verhältnis 1:4, das heißt also im Klartext: wenn Sie 100 Gramm Fleisch essen, müssen Sie 400 Gramm Gemüse oder Salate zu sich nehmen. Wenn man diese Regel einhält, bleibt man gesund.
Auf Vorträgen werde ich immer wieder gefragt: „Ja, aber Frau Friebel, woher bekomme ich dann mein Eiweiß, wenn nicht aus den Milchprodukten, und wie sieht es mit dem Calcium aus? Das brauche ich doch nun wirklich!“
Meine Antwort: „Wenn Sie mir sagen, woher die Kuh ihr Eiweiß und ihr Calcium bekommt, dann wissen Sie auch, woher Sie es beziehen können.“
Wohlverstanden, ich bin kein genereller Gegner des tierischen Eiweiß. Wenn jemand schwer erkrankt ist, muß er wegen der Übersäuerung seines Körpers und wegen der Darmverkrustung einige Zeit gänzlich darauf verzichten.
Solange wir uns im Windelalter befinden, fragt der Kinderarzt die Mutter nach Stühlen des Kindes: Wieviel, welche Beschaffenheit, nach dem Geruch. Würden die Ärzte sich des Darms annehmen, wie man es schon im Altertum getan hat, würde die Menschheit nicht so krank sein.
Brottrunk ist ein Darmreiniger.

Deswegen können all die Krankheiten auf Dauer verschwinden, die ich beschrieben habe. Was heißt beschrieben – ich habe sie den vielen Zuschriften entnommen. Warum sollten diese Menschen lügen?
Aber es gibt noch einen lebenswichtigen Grund, weswegen der Brottrunk so wichtig geworden ist.
Die Mykosen!
Um dieses Kapitel abzuschließen, möchte ich Sie nochmals darauf hinweisen: Seien Sie freundlich zu Dicki, Ihrem Darm! Er wird es Ihnen tatsächlich danken. Ich als Krebspatientin muß ihn in Ordnung halten. Als ich damit anfing, wurden meine grauen Haare (verursacht durch die Chemo) teilweise wieder schwarz. In meinem Buch „Ich habe Krebs und lebe noch immer", habe ich ein großes „Darmkapitel" geschrieben. Lesen Sie dieses immer wieder durch, dann wissen Sie endlich Bescheid!
Ihr Arzt wird Ihnen nämlich wenig darüber sagen!

Warum Brottrunk von Kanne?

Diese Frage habe ich mir sehr schnell gestellt. Ich habe nämlich keine Lust, ein Reklamebuch zu schreiben. Wenn ich mich einer Sache annehme, dann nur deswegen, weil sie in „mein“ Konzept paßt. Das heißt: Wie kann ich Menschen auf einfache und billige Art gesund erhalten und sie wieder von ihrer Krankheit befreien.

Als ich mich mit dem Säure-Basen-Haushalt beschäftigte, konnte ich an dem Brottrunk nicht vorbeigehen.

Aber warum Kanne-Brottrunk?

Ich fragte wieder einen Chemiker.

Er schreibt: „In seinem Labor untersuchte Dr. Balzer neben dem original Kanne-Brottrunk auch Konkurrenzprodukte, die über den Fachhandel und Reformhäuser vertrieben werden. Die Namen dürfen aus wettbewerbsrechtlichen Gründen nicht genannt werden. Doch das Ergebnis der Analyse ist trotzdem interessant genug, um es dem Leser nicht vorzuenthalten.

Die Ausführungen des Chemikers:

Bei einem Molke-Getränk handelt es sich um ein reines Milchprodukt, nämlich um mit Brot vermischte Molke. Eine Gärung im Sinne der Kanne-Brottrunk-Herstellung hat nur, wenn überhaupt, sehr schwach stattgefunden. Die enthaltene Milchsäure (90% rechtsdrehend) stammt fast ausschließlich aus der Säuerung von Milch (Butter- und Käseherstellung). Das erkennt man auch an dem sehr hohen Säuregrad und dem noch relativ hohen pH-Wert.

Die Inhaltsstoffe spiegeln das ebenfalls wider: Eiweiß ist hoch, Calcium, Magnesium und Kalium liegen zum Teil wesentlich höher.

Auffallend ist auch der fünffach so hohe Gehalt an Phosphor.

Die Herkunft stammt fast ausschließlich aus dem Milcheiweiß.

Schließlich sollte der doppelt so hohe Gehalt an Chlorid nicht übersehen werden.

Die Herstellung von Kanne-Brottrunk basiert auf einem hervorragenden handwerklichen Können (Herstellung von hauseigenen Sauerteigbrot mit Getreide aus biologischem Anbau) und einem spontanen Vergärungsprozeß über einen längeren Zeitraum. Der original Kanne-Brottrunk wird naturbelassen abgefüllt und ohne Erhitzung haltbar gemacht. Es erfolgt keinerlei Zumischung von irgendwelchen technisch hergestellten Hilfsstoffen wie z. B. Milchsäure.
Die reine Milchsäuregärung, die für die Herstellung bei Kanne notwendig ist, ist nicht leicht zu erreichen. Sie gelingt nur mit Sicherheit, wenn als Grundlage für die Herstellung ein Vollkornbrot zur Verfügung steht, das aus biologisch angebauten Getreiden hergestellt wurde. Dieses Vollkornbrot wird über eine Natursauerteigführung produziert. Auf der Basis des Brotes kann dann über eine weitere Fermentation des Brottrunkes gewonnen werden.
Ein anderer Vergleich:
Der Schwedenbitter oder die Schwedenkräuter von Maria Treben sind inzwischen weltweit bekannt und werden sehr oft angewandt. Ich kenne sogar eine Apothekerin persönlich, die ihn sich angesetzt hat. Diese Apothekerin ist also auch so freundlich und mischt die richtigen Kräuter im jeweils richtigen Verhältnis zusammen. Endlich kann ich mich wieder auf meinen Schwedenbitter, den ich mir selber ansetze, verlassen. Leider gibt es jetzt so viele Unterarten, daß man nur fassungslos den Kopf schütteln kann. Alle wollen daran verdienen.
Lieber Leser, wie beim Brottrunk muß ich Sie auch bei dem Schwedenkräuter darauf hinweisen, schauen Sie nach, ob Sie das richtige Produkt haben.
Es geht schließlich um Ihre Gesundheit.
Helfen Sie mit, sich zu mit entsäuern! Schenken Sie der Natur wieder die gesunde Milchsäure.
Sie können sie sogar auch im Haushalt und in der Körperpflege anwenden. Sie werden es nicht glauben, aber auch auf diesem Gebiet gibt es schon Produkte. In den Haushalten befinden sich die widerstandsfähigsten Bakterien und Pilzstämme. Hören Sie endlich auf, sich mit Giften zu überfluten wie Waschmittel, WC-Reini-

ger etc. Informieren Sie sich. Das ist ganz einfach. Rufen Sie Frau Wellmann, Tel. 0 25 34/14 93, an. Sie ist auch gern bereit, falls Sie die Kanne-Produkte nicht vor Ort bekommen können, diese zuzuschicken.

Neueste Studien einer Spezialklinik Nov. 1992

SPEZIALKLINIK NEUKIRCHEN

PRIVATKLINIK ZUR BEHANDLUNG ALLERGISCHER
UND DEGENERATIVER ERKRANKUNGEN
GmbH & Co KG
Med.Leitung: Johannes Müller-Steinwachs, Hautarzt

Spezialklinik Neukirchen · Krankenhausstr. 9 · 8497 Neukirchen b. Hl. Blut

Telefon: 09947/28-0
Telefax: 09947/28109
IK: 260 930 595
Verwaltung: 09947/28101

Bundesverband Neurodermitiskranker
in Deutschland e.V.
Herrn Jürgen Pfeifer
Sabelstr. 39

5407 Boppard 1

Unser Zeichen | Ihre Nachricht vom | Ihr Zeichen | Datum
27.11.92

Sehr geehrter Herr Pfeifer,
wir erlauben uns, Ihnen wie versprochen eine Zusammenfassung der vorläufigen Ergebnisse der durchgeführten Untersuchungen mit dem milchsäurehaltigen Präparat der Fa. Kanne aus 4714 Selm-Bork zuzusenden.
Gemäß Ihrer Empfehlung haben wir dieses Produkt auf seine darmflorastabilisierenden und antimikrobiellen Eigenschaften getestet. In Absprache mit der Fa. Kanne wurde vereinbart, eine Gesamtzahl von 35 Patienten mit Neurodermitis oder Psoriasis mit gleichzeitigen Darmflorastörungen in die Studie aufzunehmen. Über die vorläufigen Ergebnisse für die ersten 20 Patienten wird hier berichtet.

MATERIAL und METHODEN

35 Patienten im Alter von 3 bis 53 Jahren mit klinisch gesicherter Neurodermitis (26 Fälle) und Psoriasis (9 Fälle) gaben ihre freiwillige Zustimmung für die Teilnahme an dieser Studie. Während des gesamten Studienzeitraumes (3–5 Wochen) erhielten die Patienten keine innere antibiotische oder antimykotische Behandlung und keine semielementare Nahrung, basierend auf Soja- oder Kuhmilchformulierungen. Es wurde lediglich die normale hypoallergene Rotationsdiät der Klinik gegeben sowie die notwendigen äußerlichen Lokalbehandlungen und die psychotherapeutischen Begleitmaßnahmen durchgeführt.

Dosierung des Präparates

Der von der Fa. Kanne zur Verfügung gestellte **Kanne-Brottrunk** wurde nach dem folgenden Dosierungsschema verabreicht:

1.–3. Tag: 10 ml Brottrunk + 10 ml Mineralwasser 3 × täglich zwischen den Mahlzeiten und abends vor dem Schlafen
4.–6. Tag: 20 ml Brottrunk + 20 ml Mineralwasser 3 × täglich zwischen den Mahlzeiten und abends vor dem Schlafen
7.–10. Tag: 30 ml Brottrunk + 30 ml Mineralwasser 3 × täglich zwischen den Mahlzeiten und abends vor dem Schlafen
11.–14. Tag: 40 ml Brottrunk + 40 ml Mineralwasser 3 × täglich zwischen den Mahlzeiten und abends vor dem Schlafen
Ab dem 15. Tag: 50 ml Brottrunk unverdünnt 3 × täglich
Vom 21. Tag bis zum Ende der Testphase 3 × täglich 100 ml unverdünnten Brottrunk.

Auswertung der biologischen Wirkung

Mikrobiologische Rektalabstriche und quantitative mikrobiologische Stuhluntersuchungen wurden bei jedem Studienteilnehmer am Anfang der Testphase und bei Entlassung durchgeführt. Von den wichtigsten isolierten pathogenen Keimen beim Rektalabstrich oder aus der Stuhlprobe wurde die antimikrobielle Wirkung des Brottrunks auf speziellen Nährböden nach einer Inkubationszeit von 24 Stunden getestet.
Als pathogene Keime wurden bakterielle Stämme von häm. E. coli, Staph. aureus, Klebsiella sp. und Proteus sp. und als pathogene Pilze Candida albicans und Candida parapsilosis getestet.
Alle getesteten Stämme wurden auf beide Medien (Blut- und Pilzagar) geimpft. Mit einer Stanze wurden danach in jedes Medium unter sterilen Bedingungen 4 kreisförmige Löcher für den Einsatz der Teststoffe gebohrt:

1. Loch: Physiologische Kochsalzlösung als Kontrolle
2. Loch: 0,2 ml Brottrunk unverdünnt
3. Loch: 0,2 ml Brottrunk in Verdünnung 1:1 mit Wasser
4. Loch: Testscheibe mit einem Antibiotikum (Cefamandol) für die bakteriellen Stämme bzw. 0,2 ml Batrafen-Lösung als Antimykotikum für die getesteten Pilzstämme

Alle Platten wurden fotografiert und dann für 24 Stunden bei 37 °C inkubiert. Das mikrobielle Wachstum nach der Inkubationszeit wurde ebenfalls im Bild festgehalten.

ERGEBNISSE

1. Quantitative Untersuchung der Darmflora vor und nach der Brottrunk-Einnahme

Wie aus der Tabelle 1 ersichtlich ist, konnte man bei den ersten 20 untersuchten Patienten nach 3 Wochen Brottrunk-Einnahme folgende Veränderungen der Darmflorazusammensetzung feststellen:

a) Die Zahl der **Laktobazillen** zeigte in 8 Fällen eine signifikante Steigerung, die auf die positive Einwirkung des niedrigen pH-Wertes des Brottrunks (pH 3,0) und auf die hohe Milchsäurekonzentration zurückzuführen ist.

b) Die milchsäureproduzierenden **Bifidobakterien** zeigten ebenfalls eine deutliche Steigerung der Koloniezahl bei 6 Patienten.

c) Die pathogenen **Enterobacteriaceae** zeigten unter der Einnahme von Brottrunk ein unterschiedliches Reaktionsmuster:
   - Die **häm. E. coli-Stämme**, initial stark erhöht in 9 Fällen, wiesen eine signifikante Reduzierung der Kolonienzahl in 6 Fällen auf, in denen wir Normwerte feststellen konnten.
   - Ursprünglich erhöhte Kolonienzahlen von **Klebsiella sp.** und **Proteus sp.** in 3 Fällen gingen in 2 Fällen wieder in den Normbereich zurück.

d) Eine Beeinflussung der Anarobier-Zahl konnte in nur 2 Fällen mit erhöhten **Clostridien**zahlen festgestellt werden. Die **Bacteroides**-Stämme zeigten keine signifikanten Veränderungen nach Brottrunk-Einnahme.

e) Eine positive Wirkung konnte man nach ca. 3 Wochen Brottrunk-Einnahme auf das Wachstum **physiologischer Stämme**, von **E. coli** und **Enterokokken** nachweisen.
   Die signifikante Steigerung der Kolonienzahl in allen 5 initial verringerten Enterokokkenzahlen ist auf das von Brottrunk induzierte, günstige Milchsäuremilieu zurückzuführen. Die Ursache für die Steigerung von 5 aus 7 Fällen mit initial verringerten E. coli-Zahlen ist allerdings noch nicht geklärt.

2. Bakterielles Wachstum bei zwei verschiedenen Konzentrationen von Brottrunk in vitro

a) Die wichtigsten, aus Rektalabstrichen und Stuhlproben isolierten pathogenen Stämme wurden auf den oben beschriebenen Nährböden auf die Wirkung von Kanne-Brottrunk getestet.
   Die Überprüfung des mikrobiellen Wachstums von **häm. E. coli**-Varianten nach 24 Stunden Inkubationszeit zeigt auf dem bakterienfördernden Blutagarmedium einen klaren kreisförmigen Hemmhof für die pathogenen E. coli. Angesichts der rein

biologischen Zusammensetzung des Präparates ist die wachstumshemmende Wirkung der Milchsäure von eminenter praktischer Bedeutung. Die Wirkung des Präparates tritt naturgemäß stärker in der unverdünnten Form auf als bei der 1:1-Verdünnung (Fig. 1, Loch 2 und 3). Das starke Antibiotikum Cefamandol zeigt ebenfalls eine signifikante Hemmung des bakteriellen Wachstums (Loch 4).

Subjektive Beschwerden, Toleranz

Funktionelle Darmbeschwerden wie Flatulenz, Meteorismus und Darmkoliken nahmen nach ca. 2 Wochen Brottrunk in 6 Fällen ab. Mit einer einzigen Ausnahme (subjektive Ablehnung wegen des Geschmacks) wurde bei allen Patienten eine ausgezeichnete Toleranz des Präparates registriert.

ZUSAMMENFASSENDE BEURTEILUNG

Unsere vorläufigen Ergebnisse bei 20 Patienten mit Neurodermitis und Psoriasis vor und nach täglicher Gabe eines Milchsäurepräparates wiesen nach 3 Wochen eine durchaus positive Wirkung des Präparates auf die Zusammensetzung der Darmflora auf. Als besonders positiv ist hier die hemmende Wirkung auf **häm. E. coli-**, **Klebsiella-**, **Proteus-** und **Staph. aureus**-Stämme in vivo und in vitro hervorzuheben.
Andererseits zeigen die quantitativen Ergebnisse der Colonflora schon nach 21 Tagen Einnahme eine signifikante fördernde Wirkung auf das Wachstum gesunder milchsäureproduzierender Bakterien wie **Lactobacillus sp.**, **Bifidobacillus sp.** und **Enterokokken**.
Da bei Patienten mit Neurodermitis und Psoriasis gerade die milchsäureproduzierenden Stämme zugunsten der pathogenen Stämme signifikant erniedrigt sind, eignet sich das Präparat sehr gut zur biologischen Bekämpfung solcher dysbiotischer Zustände. Die sehr gute Akzeptanz bei Allergien und Psoriasis (subjektive Ablehnung nur in einem einzigen Fall aus Geschmacksgründen)

und die volle Nebenwirkungsfreiheit empfehlen das Präparat für die biologische Bekämpfung verschiedener Darmflorastörungen.

SPEZIALKLINIK NEUKIRCHEN

Dr. rer. nat. G. Ionescu
wiss. Leiter

J. Müller-Steinwachs
Chefarzt der Klinik

Dr. rer. nat. R. Kiehl
Laborleiter

Dr. G. Peters
Stationsärztin

Dr. I. Neumann
Stationsärztin

Dr. V. Peters
Stationsarzt

Tabelle 1

Darm-Mikroflora bei 20 Neurodermitis- und Psoriasis-Patienten vor und nach Gabe eines Milchsäure-Präparates

Kolonienzahl/g Stuhl	Laktobazillen	Bifidobakterien	Physiol. E. coli	Atyp. E. coli	Enterokokken	Klebsiella/ Proteus	Candida/ Geotrichum
Normwerte	$> 10^6$	$> 10^8$	10^6–10^7	$< 10^5$	10^6–10^7	$< 10^5$	$< 10^3$
Mikroflora-Abweichungen vor Brottrunk	stark verringert in 11 Fällen	stark verringert in 4 Fällen	deutlich verringert in 7 Fällen	stark vermehrt in 9 Fällen	deutlich verringert in 5 Fällen	stark erhöht in 3 Fällen	erhöht in 3 Fällen
Mikroflora-Abweichungen nach Brottrunk	davon 8 wieder im Normalbereich	signifikante Erhöhung in 6 Fällen	davon 5 wieder im Normalbereich	davon 6 wieder im Normalbereich	alle 5 wieder im Normalbereich	davon 2 wieder im Normalbereich	keine Änderung

Wie wende ich den Brottrunk an?

Es ist ganz einfach. Jeder Mensch ist eine individuelle Persönlichkeit. Deswegen muß auch jeder Mensch sein persönliches Maß finden. Nicht nur in der Ernährung, sondern auch in der Medizinanwendung. Deswegen ist die Naturmedizin ja auch so schwierig. Sie muß sich auf jeden Patienten ganz individuell einstellen.

Ich selbst habe in den letzten sieben Jahren die Erfahrung gemacht, daß nur ich persönlich meinen Körper und mich ganz genau kenne. Ein paar Minuten oder auch Stunden bei einem Arzt besagen nicht alles. Ich weiß jetzt, worauf er gut und worauf er „pingelig" reagiert. Übrigens, jeder macht sich ganz allein, ohne Arzt, Klinik, Heilpraktiker oder Therapeut krank und kaputt. Warum kann ich mich dann nicht auch wieder ganz allein heil machen? Etwas kaputt machen ist viel schwieriger.

Ausprobieren ist alles! Angefangen habe ich, indem ich pro Tag ein halbes Wasserglas Brottrunk genommen habe. Ich habe dann sehr schnell festgestellt, daß ich diese Portion über den Tag verteilt viel besser ausnutzen kann. Wenn ich persönlich mehr nehme, bekomme ich anfangs Durchfall. Später nicht mehr. Ich habe Freundinnen mit Darmproblemen, die gut und gerne pro Tag bis zu drei große Gläser voll davon nehmen können.

Sie können den Brottrunk auch mischen, wenn Sie ihn pur nicht mögen. Mit einfachem natriumarmem Wasser eingenommen, ist er besonders im Sommer ein sehr erfrischendes Getränk.

Fermentgetreide können Sie auch löffelchenweise hinzunehmen oder in Ihren Speisen verrühren. Dann bekommt die ganze Familie etwas sehr Gesundes. Nicht alle Familienmitglieder wollen sich gesund ernähren. Das weiß ich aus Erfahrung. Man muß jeden seinen Weg gehen lassen. Auch wenn Sie, lieber Leser, es jetzt besser wissen. Wenn man noch nicht bereit ist, die Zusammenhänge zu erkennen, nichts mit Gewalt versuchen.

Als Hausfrau habe ich es leichter und kann viele Dinge in den

Speiseplan mit aufnehmen. Dazu sind auch die Fermentnudeln sehr gut geeignet. Oder Brottrunk statt Essig benutzen. Eine feine Sache. Es gibt also wirklich sehr viele Möglichkeiten. Wichtig ist nur, daß man den Brottrunk regelmäßig trinkt. Ihr Körper wird es Ihnen danken.

Vergessen Sie nicht, daß die Übersäuerung in Ihrem Körper erst in Intervallen abgebaut wird. Also kann es sich auch zu einer Verschlechterung entwickeln. Das ist eine ganz normale Sache.

Dann können Sie auch mit dem Brottrunk Umschläge machen. Bei heißen Umschlägen nehmen Sie einen Lappen, oder wenn Sie z. B. Lungenumschläge machen wollen, ein Baumwollhemdchen, legen das in einen Topf und gießen nur so viel Brottrunk darauf, daß es gut naß geworden ist. Dann erhitzen. Niemals kochen lassen! Dann hilft der Umschlag nicht mehr.

Sie können auch kalte Umschläge machen. Wenn Sie heiße Umschläge vorziehen, können Sie alles noch mit Wärmflaschen verstärken. Sie umwickeln den Umschlag dann noch mit Plastik, daß es also kein Ausfließen gibt, legen ein Badetuch oder eine Wolldecke darum. Ein bis zwei Stunden dämpfen lassen. Man kann auch ein wenig von dem warmen Brottrunk nachgießen. Sie werden es selbst herausfinden, was Ihnen am besten bekommt.

Nach den Umschlägen lauwarme Waschungen vornehmen und anschließend am besten mit Olivenöl die Haut einreiben. Es muß aber Kalt/Erstpressung auf der Flasche stehen. Man kann alle vier Stunden den Umschlag wiederholen. Zuerst täglich und dann immer in größeren Abständen.

Fangen Sie einfach damit an, und Sie werden sehen, wie gut er Ihnen tut.

Mit dem Fermentgetreide kann man ebenfalls Umschläge machen. Dazu muß man das Fermentgetreide zu einem dicken Brei anrühren und ihn ebenfalls mit Plastik abdecken und warm halten.

Patienten berichten mir immer wieder, wie toll sie sich fühlen, wenn sie eine halbe Flasche Brottrunk ins Badewasser kippen. Besonders wenn man müde und erschöpft ist und man muß bald wieder fit sein muß, machen Sie mal solch ein Bad. Also niemals am

Abend ein Brottrunkbad nehmen, dann können Sie viele Stunden nicht einschlafen.
Einreibungen gegen Juckreiz ist auch eine sehr gute Sache. Dazu haben wir seinerzeit für meinen Enkel Brottrunk mit Wasser vermischt, 1:1-Verhältnis, und immer wenn das Kind wimmerte, haben wir es aus dem Bettchen geholt und damit abgerieben. Es bekam mit 5 Wochen Neurodermitis. Es hörte sofort auf zu weinen und man sah auch deutlich, daß es nicht mehr kratzte.
Dem Brottrunk sind somit keine Grenzen gesetzt.
Probieren Sie ihn überall aus. Sie können nichts falsch machen. Es gibt keine Nebenwirkungen.
Wir würden uns über Zuschriften freuen, zu was Sie den Brottrunk persönlich alles genommen haben und welche Erfolge Sie damit erzielen konnten.
Ich wünsche Ihnen viel Erfolg. Mit dem Brottrunktrinken und Ihrer Ernährungsumstellung.
Vergessen Sie eines nie mehr!
Kein Arzt der Welt kann mir mein Leben verlängern, wenn Gott es nicht will, wäre es anders, würde kein Arzt und kein Reicher mehr sterben.

Kochrezepte mit Fermentgetreide und Brottrunk finden Sie im Kochbuch „Wer ist Gesundheitskiller Nr. 1?“
Siehe Anzeige auf Seite 153

Der Einsatz von Kanne-Fermentgetreide und -Brottrunk in Landwirtschaft, Pferde- und Kleintierhaltung

1. Biologischer Pflanzenschutz in der Landwirtschaft – Kanne-Produkte seit 10 Jahren im Einsatz

Biologische Pflanzenpflege entgiftet den Boden, beugt Pilzkrankheiten vor, beschleunigt und lenkt die Rotte in Kompost und Boden, stärkt und kräftigt Pflanzen.
Zahlreiche Forschungsarbeiten und Versuche haben bewiesen, daß die in Kanne-Brottrunk speziell gezogenen Milchsäurebakterien und ihre Enzyme in der Lage sind, giftige Stoffe abzubauen, die im Boden natürlich vorhandenen Nährstoffe und Spurenelemente in eine pflanzenverfügbare Form zu überführen. Dadurch wachsen gesunde und kräftige Pflanzen heran, bei denen das Gewebe durch die Einlagerung von Kieselsäure so gefestigt ist, daß z. B. Mehltau und Blattläuse keinen Schaden anrichten können.
Im Getreideanbau kann beispielsweise so vorgegangen werden: Nach der Ernte, d. h. nach dem Schnitt des Getreides, wird das Stroh, wenn es nicht für die Tierhaltung benötigt wird, zunächst klein gehäckselt. Anschließend wird eine Mischung von 25–50 l Fermentgetreide flüssig und 300–400 l Wasser abgesprüht. Dieses Verfahren sorgt für eine hervorragende Verrottung, zusätzlich trägt es zur besseren Humusbildung bei.
Getreide, wie Roggen, Weizen, Hafer, Gerste, werden vor der Saat je Doppelzentner mit 2–3 l Fermentgetreide flüssig gebeizt. Getreide und Fermentgetreide werden in einem Mischer oder ähnlichem Gerät vermischt. In 2–3 Stunden zieht die Flüssigkeit in das Getreide, dann kann die Aussaat beginnen.

Krautfäule ist eine besondere Plage. Vorbeugend können z. B. Kartoffeln mehrmals mit Fermentgetreide flüssig gespritzt werden. Auch in den ersten 3 Monaten nach dem Setzen ist die Anwendung äußerst sinnvoll: je ha 50–100 l, und später in der Pflanzenpflege: je ha 50–100 l verdünnt mit 200–400 l Fermentgetreide flüssig spritzen. Diese Art des biologischen Pflanzenschutzes kann auch auf Erdbeerkulturen übertragen werden.

2. Kanne-Produkte in der Pferde- und Kleintierpflege

In Langzeitstudien, festgestellt von Frau Dr. med. Tammer, wurde festgestellt, daß Pferde, die über einen längeren Zeitraum eine Futterbeimischung von Fermentgetreide erhielten, Parasiten, Würmer etc. ausschieden und danach beschwerdefrei waren. Ein Neubefall konnte nicht nachgewiesen werden.
Bei der Behandlung von Flechten und Hautverletzungen aller Art hat es sich als günstig erwiesen, die betroffenen Stellen mehrmals am Tage mit unverdünntem Brottrunk einzureiben. Die gleichzeitige Futterbeimischung von 50 g Fermentgetreide hat den Heilungsprozeß beschleunigt.
Bei krankhaft veranlagten Pferden mit immer wieder auftretenden Hufschäden wurde durch wiederholtes Einreiben mit Brottrunk ein Auswachsen der Schadstellen beobachtet.
Die Mangeldurchblutung der hufrollenerkrankten Pferde konnte durch die Erhöhung des Sauerstoffpartialdrucks, der mittels der Milchsäurebakterien wieder hergestellt wurde, behoben werden.
Die vorgenannten und weitere Beschwerden bei Pferden können seit Jahren mit den vielfach einsetzbaren biologischen Kanne-Produkten behoben werden.
Auch in der oft problematischen Kleintierhaltung sind Fermentgetreide bzw. Fermentgetreide flüssig sehr hilfreich. Bei Parasitenbefall Fermentgetreide flüssig (2–3 g pro Tier und Tag) als Zusatz für das Trinkwasser, Brottrunk-Tropfen bei

Augenentzündungen usw. haben sich als sehr erfolgreich erwiesen.

Für eventuelle Fragen steht Ihnen der Hersteller zur Verfügung.

Gesund sein ist etwas Göttliches

Gisela Friebel – Dr. med. S. Bambang

Sind Sie krank, haben Sie auch die Pflicht, sich selbst wieder gesund zu machen, d. h., Ihre Selbstheilungskräfte zu aktivieren. Die Autoren erklären, was es für Auswirkungen für Sie persönlich, Ihre Familie, Ihr Umfeld, das ganze Land hat, wenn Sie krank bleiben.

Beginnend bei einer einmaligen Darmpflege (u. a. Beseitigung der Darmgase) über bestimmte Ruheübungen bis hin zu einem sensationellen Hirsefasten, enthält das Buch viele Hinweise für die Anwendung.

Wußten Sie, daß Lichtenergie für Ihren Stoffwechsel notwendig ist? Die Natur steht immer auf Ihrer Seite!

Beginnen Sie sofort, und Sie werden staunen.

ISBN 3-929960-07-9 DM 22,–

N E U ! Soeben erschienen!

Aus Ängsten und Zwängen ins Leben zurück

Ursula und Dr. med. Paul Bernard

Angst- und Zwangsneurosen verbreiten sich „seuchenhaft". Selten erfährt man von **allen** krankhaften Vorstellungen eines solchen Patienten, denn Heimlichtuerei, Vertuschen und Verbergen sind wichtige Bestandteile im Leben solcher Kranker.
An einem Fallbeispiel beschreiben die Autoren den Leidensweg einer jungen Frau, für die es – zunächst scheinbar – aus einem wahren Teufelskreis keinen Ausweg zu geben scheint.
Lesen Sie die erschütternde und schockierende Psychographie dieser jungen Frau, und begleiten Sie den Weg ihrer Heilung.

ISBN 3-929960-05-2 DM 22,80

N E U ! Original-Vortrag vom Seminar in 74182 Willsbach am 15. Mai 1993.
Aufzeichnung des Gesamtvortrages
(4 MC mit 6 Std. Gesamtlaufzeit)

Heilen ist einfach

Referentin: Gisela Friebel

Themen der Veranstaltung:
* Krebs – Osteoporose – Cholesterin – Immunsystem
* Warum sind Cholesterin nicht und zuviel Eiweiß schädlich?
* Wieviel Kalzium braucht der Mensch?
* Braucht jede Frau Hormone?
* Welche Vitamine reduzieren Krebs um 40%?
* Wie entsteht ein Knoten?
* Benötigt der menschliche Organismus überhaupt Milchprodukte?
* Wie senkt man Bluthochdruck?
* Ist Rheuma, Arthritis, Gicht durch richtige Ernährung heilbar?
* Heilt richtige Ernährung psychische Erkrankungen?

ISBN 3-929960-01-X DM 85,–

Wer ist Gesundheitskiller Nr. 1?

von Gisela Friebel und Erika Wellmann

Das Kursbuch der säurefreien Kost. Nach langer Vorbereitung ist es endlich da!

Das revolutionäre Buch der Ernährung. Ein Leitfaden zur Bewältigung aller Ihrer gesundheitlichen Probleme. Ernährung als Basistherapie aller gesundheitlichen Störungen. Reichhaltige Rezeptauswahl für die Zubereitung einer säurefreien Kost.
Unvorstellbar, daß es nicht Dutzender Diäten für alle möglichen Krankheiten bedarf, sondern daß es eine Ernährungsform gibt, die sich bei allen Krankheiten heilsam auswirkt, egal ob Sie an Depressionen oder Rheuma leiden, Herzprobleme oder Durchblutungsstörungen haben usw. oder einfach schöner aussehen wollen.
Dieses Buch geht auf kritische Distanz zu Ernährungsweisen, die sich als vollwertig bezeichnen, aber häufig genug nicht zu wirklicher Gesundheit führen.

ISBN 3-929960-04-4 DM 30,–

Quellenverzeichnis:

Bachmann, Christian, Die Krebsmafia, Fischer Verlag, Frankfurt
Bio-Medizin, Falken Verlag, Niedernhausen 1983
Berg, Ragnar, Die Vitamine, Hirtzel Verlag, Leipzig 1922
Bircher-Benner, Ernährungskrankheiten, Wendepunkt Verlag
Davis, Adelle, Gesund bleiben, Hinemann Verlag, Bonn 1983
Friebel, Ich habe Krebs! Na und?, Hebel Verlag Rastatt
Friebel, Ärzte sind nicht allwissend, Hebel Verlag, Rastatt, 1986
Friebel, Ich habe Krebs und lebe noch immer (1990, siehe Seite 155)
Friebel/Dr. Hoffmann, Nahrung für deine Seele, Laredo Verlag, München, 1988
Friebel/Dr. Hoffmann, Heilen ist einfach (1991, siehe Seite 158)
Pfeiffer, Ehrenfried, Die Fruchtbarkeit der Erde, Rudolf Geering Verlag, Domach 1977
Hauschka, Rudolf, Heilmittellehre, Vittorio Klostermann Verlag, Frankfurt 1983
Hauschka, Rudolf, Substanzlehre, Vittorio Klostermann Verlag, Frankfurt 1985
Häberle, Thomas, Helfen und Heilen, Veritas Verlag, Linz 1984
Lorber, Jakob, Heilung und Gesundheitspflege, Lorber Verlag, Bietigheim 1980
Münzinger-Ruef, Ingeborg, So stärken Sie Ihr Immunsystem, Heyne Verlag, München 1987
Nöcker, Rose-Marie, Heilerde, Heyne Verlag, München, 1985
Reinhard, Jürgen, Unerhörtes aus der Medizin, Hallwag Verlag, Bern, 1989
Rauscher, Walter, Tödliche Mykosen, Selbstverlag
Suyra, G.W. Rademacher, Lenser Verlag, Leipzig 1922
Schneider, Kampf dem Krebs, Bastei Verlag, Bergisch Gladbach
Vogel, Alfred, Der kl. Doktor, Heyne Verlag, München 1952
Waerland, Are, Befreiung aus dem Hexenkessel, Humata Verlag, Bern 1953

Ich habe Krebs – und lebe noch immer

Trotz steigender Ausgaben im Gesundheitswesen sterben heute immer mehr Leute an Krebs. Allein 1987 waren ein Viertel aller Sterbefälle auf eine Krebserkrankung zurückzuführen. Durch falsche Diagnosen und Therapien, die keine sind, werden nicht nur Krebspatienten gefährdet.
Frau Friebel-Röhring hatte Krebs, wurde operiert und chemotherapeutisch behandelt. Als sie feststellte, daß es ihr dadurch immer schlechter ging, begann sie sich mit Mitteln der Naturheilkunde selbst zu helfen. Im vorliegenden Buch gibt sie viele praktische Ratschläge und beschreibt, warum die einzelnen Mittel wirken. Alles hat sie selbst ausprobiert.
Obwohl ihr ein Arzt prophezeite, daß sie spätestens in einem Jahr „angekrochen" käme, lehnte sie bis zum heutigen Tage jede weitere ärztliche Behandlung strikt ab. Zehn Jahre nach der Operation und Chemotherapie fühlt sie sich wohler denn je.
In Büchern und Vorträgen gibt Frau Friebel-Röhring Anstöße zum Weiterkämpfen.
„Ich habe Krebs – und lebe noch immer" ist nicht nur für Krebspatienten ein wichtiger Ratgeber.

In ihrem Buch

Ärzte sind nicht allwissend

geht Gisela Friebel-Röhring Irrtümern und Fehlentwicklungen der Schulmedizin nach. Sie zeigt auf, welche schlimmen Folgen es für den Patienten haben kann, wenn sich die ärztliche Behandlung auf Stahl, Strahl und Chemie beschränkt und dabei die Seele des Kranken außer acht läßt. Vor allem geht es der Autorin darum, daß in der Medizin wieder die natürlichen Heilmittel eingesetzt werden, mit denen erstaunliche Erfolge ohne schädliche Nebenwirkungen erzielt werden können.

Nahrung für deine Seele

Gisela Friebel/ Dr. med. Klaus Hoffmann

„Nahrung für deine Seele“ ist in erster Linie eine Hilfestellung für verzweifelte Angehörige psychisch Erkrankter. Aber auch Therapeuten, die auf dem Weg sind, wirklich helfen zu wollen, können damit arbeiten. Die Autoren verweisen auf vollkommen neue Wege, die auch jeder Laie gefahrlos gehen kann. Das Buch ist ein Wegweiser für die richtigen Nährstoffe und Verfahren, wie man psychisch Kranken wirklich helfen kann. Da es sich hier um ein so brisantes Thema handelt, kommen auf weiten Strecken Fachexperten zu Wort. Es wird über die Nebenwirkungen von Medikamenten sowie Elektroschocks aufgeklärt. Auch werden ganz konkrete Hinweise gegeben, wo man Hilfe bekommen kann.

Inhaltsverzeichnis